Kompendium Kinderhämatologie

Thomas Kühne
Alexandra Schifferli

Kompendium Kinderhämatologie

Mit 4 Abbildungen und 31 Tabellen

Springer

Prof. Dr. med. Thomas Kühne
Dr. med. Alexandra Schifferli
Universitäts-Kinderspital beider Basel (UKBB)
Pädiatrische Onkologie und Hämatologie
Basel, Schweiz

ISBN 978-3-662-48102-8 ISBN 978-3-662-48103-5 (eBook)
DOI 10.1007/978-3-662-48103-5

Die Deutsche Nationalbibliothek verzeichnet diese Publikation in der Deutschen Nationalbibliografie; detaillierte bibliografische Daten sind im Internet über http://dnb.d-nb.de abrufbar.

Umschlaggestaltung: deblik Berlin
Fotonachweis Umschlag: © VRD / Fotolia.com

Gedruckt auf säurefreiem und chlorfrei gebleichtem Papier

Springer-Verlag GmbH Berlin Heidelberg ist Teil der Fachverlagsgruppe
Springer Science+Business Media
www.springer.com

Vorwort

Die Hämatologie hat in den letzten Jahrzehnten einen großen Wissenszuwachs erfahren, der sich in einer enormen Anzahl an Büchern, Zeitschriften und elektronischen Medien zeigt. Aufgrund der Quantität aber auch der Komplexität ist es schwieriger geworden, den Überblick zu behalten. Die Faszination »Hämatologie«, die sich im häufig gehörten Zitat aus dem Faust von J.W. von Goethe widerspiegelt »Blut ist ein ganz besonderer Saft«, ist eine Herausforderung, wenn es darum geht, sie in einfachen und kurzen Worten zu beschreiben. Wenn Max Planck sagte »Eine Wissenschaft, die nicht so einfach ist, dass man sie auf der Straße jedem erklären könnte, ist nicht wahr«, dann stellt dieses Buch den Versuch dar, die benigne Hämatologie so darzustellen, dass Laien aber auch Pflegende, Ärzte und andere medizinische Berufsgruppen in kurzer Zeit einen Einblick in die wichtigsten Gebiete der Kinderhämatologie erhalten und sich schnell orientieren können. Benigne Hämatologie umfasst alle Erkrankungen der Erythrozyten, Leukozyten und Thrombozyten ohne die malignen Krankheiten wie akute und chronische Leukämien und myelodysplastische Syndrome, aber auch die Störungen der Hämostase. Aus Platzgründen wurde auf die Hämatologie des Neugeborenen verzichtet.

Die Anforderungen an Pflegende, Ärzte, Psychologen, Sozialarbeiter und viele andere, die die Leukämien und soliden Tumoren im Kindesalter stellen, sind so groß, dass die komplexen und vielschichtigen Krankheiten der benignen Hämatologie manchmal in den »Hintergrund« verdrängt werden, obwohl Kinder mit diesen Krankheiten oft in derselben Abteilung einer Klinik behandelt werden. Es ist tatsächlich für das kranke Kind, aber auch für das Behandlungsteam von Vorteil, wenn Kinder mit malignen und mit benignen hämatologischen Krankheiten in derselben Einheit behandelt werden: Die Parallelen sind allgegenwärtig und die interdisziplinäre Struktur, die in der Onkologie Voraussetzung und selbstverständlich ist, kommt auch Kindern mit benignen hämatologischen Krankheiten zugute.

Das Büchlein erhebt weder den Anspruch auf Vollständigkeit, noch große Textbücher oder Texte aus der wissenschaftlichen Presse oder den elektronischen Medien zu ersetzen, sondern versucht vielmehr einerseits den Einstieg ins Fachgebiet zu erleichtern und andererseits eine Hilfe zu bieten, wenn die Zeit eilt. Es hat sich das Buch »Kompendium Kinderonkologie« (Springer Verlag, 3. Auflage, 2014) zum Vorbild genommen. Die meisten Kapitel sind strukturiert aufgebaut und in Telegrammstil verfasst. Es ist das Ziel der beiden

Autoren, die Leserin und den Leser in verständlicher Sprache in ungefähr 15 Minuten durch ein Kapitel zu führen. Auf Referenzen wurde absichtlich weitgehend verzichtet.

Wir danken den Mitarbeiterinnen und Mitarbeitern des Springer-Verlages für ihren Enthusiasmus und die Unterstützung und hoffen mit dem »Kompendium Kinderhämatologie« einen kleinen Beitrag zum Verständnis einer expandierenden, ja explodierenden Wissenschaft zu leisten mit dem Ziel, dem kranken Kind die bestmögliche Pflege und ärztliche Betreuung zu bieten.

Thomas Kühne und Alexandra Schifferli
Basel, im Juli 2015

Über die Autoren

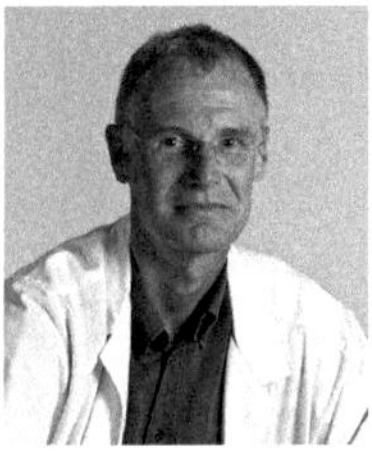

Prof. Dr. med. Thomas Kühne

Universitäts-Kinderspital beider Basel, Spitalstrasse 33,
4056 Basel, Schweiz
thomas.kuehne@ukbb.ch

- Studium der Medizin an der Universität Basel, Schweiz
- Clinical Fellowship an der Division of Haematology and Oncology, The Hospital for Sick Children Toronto, Kanada
- Facharzt für Pädiatrie und Onkologie/Hämatologie
- Leitender Arzt, Abteilung Onkologie/Hämatologie, Universitäts-Kinderspital beider Basel, Schweiz
- Titularprofessor für Kinderonkologie und -hämatologie
- Leiter der Forschungsgruppe Immunthrombozytopenie am Universitäts-Kinderspital beider Basel
- Mitbegründer und Leiter der Intercontinental Cooperative ITP Study Group
- Mitglied der Ethikkommission Nordwest- und Zentralschweiz
- Ko-Editor und Mitglied von Editorial Boards und Reviewer verschiedener Zeitschriften

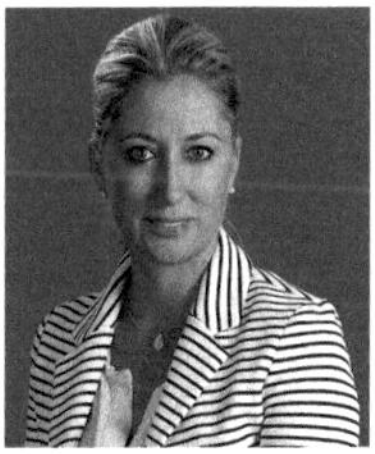

Dr. med. Alexandra Schifferli

Universitäts-Kinderspital beider Basel, Spitalstrasse 33,
4056 Basel, Schweiz
alexandra.schifferli@ukbb.ch

- Studium der Medizin an den Universitäten Basel und Genf, Schweiz
- Fachärztin für Pädiatrie seit 2008
- Fachärztin für Onkologie/Hämatologie seit 2011
- Oberärztin, Abteilung Onkologie/Hämatologie, Universitäts-Kinderspital Basel, Schweiz seit 2009
- Wissenschaftliche Tätigkeit bei der Intercontinental Cooperative ITP Study Group (ICIS)
- Reviewer-Tätigkeit

Inhaltsverzeichnis

Abkürzungsverzeichnis

AA	Aplastische Anämie
AIHA	Autoimmunhämolytische Anämie
AK	Antikörper
ALA	Aminolävulinsäure
ALL	Akute lymphatische Leukämie
AML	Akute myeloische Leukämie
AML M7	Akute Megakaryoblastenleukämie
ANC	Absolute Neutrophil Count (Gesamtwert der neutrophilen Granulozyten)
APC	Aktiviertes Protein C
APP	Akutphasenprotein
APS	Antiphospholipid-Syndrom
aPTT	Aktivierte partielle Thromboplastinzeit
ASAT	Aspartat-Aminotransferase
ASS	Acetylsalicylsäure (Aspirin)
ATG	Anti-Thymozytenglobulin
ATIII	Antithrombin III
ATP	Adenosintriphosphat
ATRA	All-trans-Retinsäure (Tretinoin)
ATS	Akutes Thoraxsyndrom
AZ	Allgemeinzustand
BB	Blutbild
BCG	Bacille Calmette-Guérin (Tuberkulose)
BSG	Blutsenkungsgeschwindigkeit
BSS	Bernard-Soulier-Syndrom
BU	Bethesda Einheit (Unit)
CAMT	Congenital Amegakaryocytic Thrombocytopenia
CDAII	Kongenitale dyserythropoietische Anämie Typ II
CDAs	Kongenitale dyserythropoietische Anämien
CF	Zystische Fibrose
CGD	Chronic Granulomatous Disease (septische Granulomatose)
CGH	Comparative Genomic Hybridization (vergleichende genomische Hybridisierung)
CML	Chronische myeloische Leukämie
CMML	Chronische myelomonozytäre Leukämie
CMPE	Chronische myeloproliferative Erkrankung
CMV	Zytomegalievirus
CRP	C-reaktives Protein
CSA	Kongenitale sideroblastische Anämie
CVID	Common Variable Immunodeficiency (variables Immundefektsyndrom)

DAT	Direkter Coombs-Test
DAB	Diamond-Blackfan-Anämie
DDAVP	Desmopressin (1-Desamino-8-D-Arginin-Vasopressin)
DIC	Disseminated Intravascular Coagulatin (disseminierte intravasale Koagulopathie)
DNA	Desoxyribonukleinsäure
2,3-DPG	2,3-Disphosphoglyzerat
E	Einheit
eADA	Adenosindeaminase
EBV	Epstein-Barr-Virus
EDTA	Ethylendiamintetraacetat
EMA	Eosin-5´-Maleimid
EPO	Erythropoietin
ET	Essenzielle Thrombozytose
FA	Fanconi-Anämie
Fe	Eisen
FFP	Fresh Frozen Plasma, gefrorenes Frischplasma
FII	Gerinnungsfaktor II
FiN	Fieber in Neutropenie
FISH	Fluoreszenz-in-situ-Hybridisierung
FIX	Gerinnungsfaktor IX
fl	Femtoliter (10^{-15} l)
FV	Gerinnungsfaktor V
FVII	Gerinnungsfaktor VII
FVIII	Gerinnungsfaktor VIII
FX	Gerinnungsfaktor X
FXI	Gerinnungsfaktor XI
G6PD	Glukose-6-Phosphat-Dehydrogenase
G-CSF	Granulozytenkolonie stimulierender Faktor
GM-CSF	Granulozyten-/Makrophagenkolonie stimulierender Faktor
GP	Glykoprotein
GVHD	Graft versus Host Disease (Graft-versus-Host-Reaktion)
HAV	Hepatitis-A-Virus
Hb	Hämoglobin
HbA	Hämoglobin A
HbA1	Adultes Hämoglobin (2× α-Ketten und 2× β-Ketten)
HbA2	Adultes Hämoglobin (2× α-Ketten und 2× θ-Ketten)
HbC	Hämoglobin C
HbF	Fetales Hämoglobin (2× α-Ketten und 2× γ-Ketten)
HbS	Hämoglobin S (Sichelzell-Hämoglobin)
HbSS	Homozygotie für Hämoglobin S
HBV	Hepatitis-B-Virus

HCV	Hepatitis-C-Virus
HE	Hereditäre Elliptozytose
HIT	Heparininduzierte Thrombozytopenie
HIV	Human Immunodeficiency Virus
HLA	Human Leukocyte Antigens
H_2O_2	Wasserstoffperoxid
HPLC	High Performance Liquid Chromatography (Hochleistungsflüssigkeitschromatografie)
HPP	Hereditäre Pyropoikilozytose
HS	Hereditäre Sphärozytose
HSt	Hereditäre Stomatozytose
HSZT	Hämatopoetische Stammzelltransplantation
HU	Hydroxyurea
HUS	Hämolytisch-urämisches Syndrom
HWZ	Halbwertszeit
IL	Interleukine
INR	International normalized ratio (Thromboplastinzeit)
IOLW	Infekt der oberen Luftwege
ISTH	International Society on Thrombosis and Haemostasis
ITI	Immuntoleranz-Induktionstherapie
ITP	Immunthrombozytopenie
IVIG	intravenöse Immunglobuline
JAK	Januskinase
KM	Knochenmark
LDH	Laktatdehydrogenase
LTA	Lichttransmissionsaggregometrie
MCH	Mean Corpuscular Hemoglobin (mittleres korpuskuläres Hämoglobin, in pg)
MCHC	Mean Corpuscular Hemoglobin Concentration (mittlere korpuskuläre Hämoglobinkonzentration, in g/l)
MCV	Mean Corpuscular Volume (mittleres korpuskuläres Volumen, in fl)
MDS	Myelodysplastisches Syndrom
MMA	Methylmalonsäure
MRT	Magnetresonanztomografie
MTHFR	Methylentetrahydrofolatreduktase
NADPH	Nicotinamide Adenine Dinucleotide Phosphate
NBT	Nitroblau-Tetrazoliumchlorid
Neg	Negativ
NGS	Next Generation Sequencing
NMH	Niedermolekulares Heparin

NO	Stickstoffmonoxid
NSAR	Nichtsteroidale Antirheumatika
OP	Operation
OPSI	Overwhelming Post-Splenectomy Infection
PC	Protein C
PCR	Polymerase Chain Reaction (Polymerasekettenreaktion)
PFA	Platelet Function Analyzer (PFA-100)
PK	Pyruvatkinase
PKH	Paroxysmale Kältehämoglobinurie
PNS	Peripheres Nervensystem
Pos	Positiv
PS	Protein S
PZ	Prothrombinzeit (Quick-Test)
RDW	Red Cell Distribution Width (Erythrozytenverteilungsbreite, d. h. Größenverteilung von Erythrozyten im automatischen Blutbild, in %)
RF	Risikofaktor
RiCof	Ristocetin cofactor
RIPA	Ristocetin-induced Platelet Aggregation
RNA	Ribonukleinsäure
RT	Reaktive Thrombozytose
rTPA	Rekombinanter Tissue Plasminogen Aktivator
SAA	Schwere aplastische Anämie
SAO	Südost-asiatische Ovalozytose
SCD	Sickle Cell Disease (Sichelzellkrankheit)
SCID	Severe Combined Immunodeficiency (schwerer kombinierter Immundefekt)
SDS	Shwachman-Diamond-Syndrom
SDS-PAGE	Sodium Dodecyl Sulfate Polyacrylamide Gel Electrophoresis
spp.	species pluralis
STOP	Stroke Prevention Trial in Sickle Cell Anemia
SVT	Sinusvenenthrombose
SWiTCH-Studie	Stroke with transfusions changing to hydroxyurea
SZT	Stammzelltransplantation
TDS	Transkranielle Dopplersonografie
THF	Tetrahydrofolat (5-Methyl-5,6,7,8-THF)
TMA	Thrombotische Mikroangiopathie
TNF	Tumornekrosefaktor
TPA	Tissue Plasminogen Aktivator
TPO	Thrombopoietin
TT	Thrombinzeit

TTP Thrombotisch-thrombozytopenische Purpura
TVT Tiefe Venenthrombose
TWiTCH-Studie Transcranial Doppler with transfusions changing to hydroxyurea

UFH Unfraktioniertes Heparin

VK Vitamin K
VKA Vitamin-K-Antagonist
VOC Vaso-occlusive Crisis (vasokklusive Krise)
VSAA Very Severe Aplastic Anemia (sehr schwere aplastische Anämie)
VWF von-Willebrand-Faktor
VWF:Ag von-Willebrand-Antigen (gemessene Menge von von-Willebrand-Faktor)
VWF:CBA von Willebrand Collagen Binding Activity (von-Willebrand-Faktor, gemessene Funktion durch Kollagenbindungsaktivität)
VWF:RCo von-Willebrand-Faktor, gemessene Funktion (Ristocetin Cofaktor)
VWS von-Willebrand-Syndrom
VZV Varizella-Zoster-Virus

WHIM Warzen, Hypogammaglobinämie, Immundefizienz, Myelokathexis

ZnPP Zinkprotoporphyrin
ZNS Zentrales Nervensystem
ZVK Zentraler Venenkatheter

Anämie: Klassifikation und Diagnose-Leitfaden

A. Schifferli, Th. Kühne

Th. Kühne, A. Schifferli, *Kompendium Kinderhämatologie*,
DOI 10.1007/978-3-662-48103-5_1, © Springer-Verlag Berlin Heidelberg 2016

1.1 Einleitung

- Anämien werden häufig morphologisch (hypo-, normo-, makrozytär) klassifiziert. Eine zusätzliche Unterteilung je nach Produktivität des Knochenmarks (Retikulozytenzahl), sowie dessen Eisenreserven hilft zur Diagnosestellung
- Zur morphologischen Klassifikation sind die Erythrozytenindizes (MCV, MCH, MCHC) hilfreich
- Anämien mit einer adäquaten Knochenmarkreaktion sind definiert durch eine erhöhte Zahl an Retikulozyten (in der Regel $>100\times10^9$/l), und sind ein Hinweis für eine periphere Destruktion, einen erhöhten Verbrauch und/oder ein Verlust der Erythrozyten. Sie werden auch regeneratorische Anämien genannt. Cave: Es können 3–5 Tage vergehen, bis eine erhöhte Produktion im Blutbild sichtbar wird
- Anämien mit einer Retikulozytenzahl von $<100\times10^9$/l hingegen sind ein Hinweis für eine Produktionsstörung, also für eine Erkrankung auf Ebene des Knochenmarks (Knochenmarkinsuffizienz). Sie werden auch hyporegeneratorische Anämien genannt
- Cave: Unterschiedliche Ursachen können gleichzeitig vorkommen und die Abklärung der Anämie erschweren. Zum Beispiel kann ein Patient mit einer Sphärozytose erst in Rahmen eines Parvovirus-B19-Infektes symptomatisch werden (aplastische Krise). In diesem Fall zeigen sich trotz hämolytischer Anämie niedrige Retikulozyten

1.2 Diagnose-Leitfaden

- Die Tabelle ermöglicht einen raschen Überblick über die verschiedenen Anämien (■ Tab. 1.1)
- Orientiert sich an morphologischen Eigenschaften der Erythrozyten: Zellvolumen (mit MCV gemessen) und Gehalt an Hämoglobin (mit MCH gemessen). Ist also eine morphologische Klassifikation der Anämien
- Vorteile der morphologischen Klassifikation: Zuverlässigkeit (Reproduzierbarkeit), basierend auf einfachen Labormethoden (Blutbild), schnelle Verfügbarkeit
- Nachteile der morphologischen Klassifikation: keine Berücksichtigung dynamischer Eigenschaften der Anämie (die Anämie kann sich entwickeln, macht eine Evolution durch und kann sich ändern). Die Einteilung kann ungenau sein und berücksichtigt das Vorhandensein mehrerer Anämie-Ursachen schlecht
- Differenzialdiagnostische Überlegungen sind stets notwendig

1.3 Ausgewählte hämatologische diagnostische Methoden (nicht vollständig)

1.3.1 Blutbild

- Bestimmung von Hämoglobin, Hämatokrit, Zellzählung (Erythrozyten, Retikulozyten, Leukozyten und Thrombozyten), Differenzierung der Erythrozyten, Leukozyten und Thrombozyten
- Material: Blut aus einer Vene (meistens Handrücken oder Ellenbeuge) oder Kapillarblut
- Manuelle Zellzählung (Mikroskop, Zählkammer, subjektive Beurteilung)
- Automatisierte Zellzählung inklusive Retikulozyten mit Differenzierung der Leukozyten und Berechnung von verschiedenen Indizes (z. B. MCV, MCH, MCHC, RDW)
- Die Ausstriche werden luftgetrocknet und anschließend fixiert
- Färbung: In der Regel werden Mischungen aus Methylenblau und Eosin verwendet (Romanowsky-Färbung). Historisch erfolgten verschiedene Modifikationen. May-Grünwald-Giemsa-Färbung ist heute weit verbreitet und wird auch Pappenheim-Färbung genannt
- Retikulozyten: in der May-Grünwald-Giemsa-Färbung große bläuliche Zytoplasmafarbe (wird auch Polychromasie genannt). Retikulozyten können in Spezialfärbungen (z. B. Brilliantkresylblau) besser dargestellt werden (Färbung des endoplasmatischen Retikulums)

1.3.2 Knochenmark

- Beim Kind hat sich die Knochenmarkpunktion in Kurznarkose (in der Regel intravenöse Narkose (z. B. Propofol) mit Sauerstoff-/Lachgas-Gemisch) bewährt
- Entnahmeort: meist Crista iliaca posterior superior (hinterer Beckenkamm). Beim Neugeborenen und Säugling unter Umständen die proximale Tibia
- Knochenmarkaspiration
  - Knochenmarkausstriche für zytologische Analysen
  - Knochenmarkblut
    - Durchflusszytometrie
    - Molekulargenetische Analysen (z. B. Bestimmung der Resterkrankung bei Leukämien)
    - Mikrobiologische Analysen (PCR, Kulturen)
    - Zellkulturen

Tab. 1.1 Anämie: Klassifikation und Diagnose-Hinweise (Cave: Normwerte, inklusiv MCV sind alters- und geschlechtsabhängig)

Mikrozytär **(MCV<78 fl)**		
Ferritin niedrig, Transferrin hoch	**Ferritin normal oder hoch, Transferrin normal**	
Eisenmangelanämie **BB:** RDW >20 %, Hypochromie, Anisozytose, Retikulozyten tief, Thrombozyten evtl. hoch, Zinkprotoporphyrin stark erhöht	**Entzündungsanämie** chronische Erkrankung/Infektion **BB:** RDW meist normal, Hypochromie, Retikulozyten tief, Zinkprotoporphyrin leicht erhöht	
	α-Thalassämie minima und minor **++/+- (heterozygot α+)** **++/-- (heterozygot α-)** **+-/+- (homozygot α+)** **(+ Wildtyp, - Mutation)** **BB:** RDW normal, Hypochromie, Retikulozyten normal, Thrombozyten normal **Elektrophorese:** kann unauffällig sein Diagnose mittels Molekulargenetik	
	α-Thalassämie major **+-/-- (HbH-Krankheit)** **BB:** Hypochromie, Poikilozytose, (leichte Anisozytose), Targetzellen, Fragmentozyten, basophile Tüpfelung, Heinz'sche Innenkörperchen, Retikulozyten hoch **Elektrophorese:** HbH (4× β-Ketten), Hb Bart's (4× γ-Ketten), HbA2 normal (leicht erhöht), HbF normal	

Normozytär (MCV 78–100 fl)		Makrozytär (MCV >100 fl)
Regeneratorisch: Retikulozyten >3 %, >100×10⁹/l	**Hyporegeneratorisch:** Retikulozyten <3 %, <10×10⁹/l	Cave: Neugeborene physiologisch makrozytär
Hämolytische Anämie, extrinsisch - Immunhämolyse (autoimmun/alloimmun) - HUS - Kasabach-Merritt-Syndrom - DIC **BB:** Mikrosphärozyten, Fragmentozyten (Schistozyten), Tränentropfen-Zellen, Poikilozytose, Normoblasten Hämolysewerte erhöht: indirektes Bilirubin, LDH, ASAT	**Knochenmarkverdrängung** z. B. Leukämie, Neuroblatom, Lymphom **BB:** häufig zusätzlich Thombopenie, Leukozytose oder Leukopenie mit atypischen Zellen	**Megaloblastäre Anämie** Vitamin-B_{12}-, Folsäuremangel **BB:** Poikilozytose, Anisozytose, Fragmentozyten, hypersegmentierte Granulozyten
Blutungsanämie	**Entzündungsanämie** chronische Erkrankung, Infektion (transiente Suppression)	**Medikamente** z. B. Antiepileptika, Immunsuppressiva
Membranopathie - Sphärozytose - Elliptozytose **BB:** Anisozytose, Sphärozyten (Elliptozyten), Mikrozyten, MCHC erhöht	**Knochenmarkinsuffizienz/ aplastische Anämie** **- angeboren:** FA (meistens + Thrombozytopenie oder Panzytopenie), Diamond-Blackfan-Anämie **- erworben:** transiente Erythroblastopenie, aplastische Anämie (meistens Panzytopenie)	**Aplastische Anämie** dyserythropoietische Anämie, myelodysplastisches Syndrom

Tab. 1.1 (Fortsetzung)

Mikrozytär (MCV<78 fl)	
	β-Thalassämie heterozygot (intermedia und minor) **BB:** Hypochromie, Poikilozytose, (leichte Anisozytose), Targetzellen, Retikulozyten +/- hoch **Elektrophorese:** HbA2 (und HbF) leicht erhöht
	β-Thalassämie homozygot (major) **BB:** Hypochromie, Poikilozytose, (leichte Anisozytose), Retikulozyten niedrig (ineffektive Erythropoiese), Targetzellen **Elektrophorese:** HbA2 leicht und HbF stark erhöht, kein HbA1
	Bleiintoxikation **BB:** basophile Tüpfelung, der Erythrozyten, Siderozyten δ-Aminolävulinsäure im Harn stark erhöht, Bleispiegelmessung im Plasma
	Sideroblastische Anämie Ferritin erhöht, Ringsideroblasten im Knochenmark, Beweis durch Molekulargenetik

  - Knochenmarkbiopsie
    - Knochenmarkzylinder zur Herstellung von histologischen Präparaten
    - Zur Beurteilung der Zellmenge, einzelner Zellen, des Stromas (z. B. Fasergerüst)
- Komplikationen der Knochenmarkaspiration und der Biopsie sehr selten, Nachblutung am häufigsten. »Theoretische« Komplikationen: Infektion, Verletzung

Normozytär (MCV 78–100 fl)		**Makrozytär (MCV >100 fl)**
Enzymopathie - G6PD-Mangel **BB:** Sphärozyten, Bite cells, Fragmentozyten, Heinz'sche Innenkörperchen, Retikulozyten hoch - PK-Mangel **BB:** Retikulozyten hoch	**Niereninsuffizienz** (Erythropoietinmangel)	**Leberpathologie**
Hämoglobinopathie: Sichelzellanämie (HbSS) **BB:** Sichelzellen, Poikilozytose, Howell-Jolly-Körperchen **Elektrophorese:** HbS, HbF erhöht (homozygot, HbSS: kein HbA1)	**Medikamente**	**Down-Syndrom**
Erholungsphase: -Erythroblastopenie -Eisen-/Vitaminmangel-Anämie nach Beginn der Substrat-Substitution		Pseudo-Makrozytose durch **Retikulozytose**
		Schilddrüsenunterfunktion (Hypothyreose)

1.3.3 Durchflusszytometrie

- Messung von zellulären Eigenschaften während der Bewegung der Zellen in einem Flüssigkeitsstrom als Einzelpartikel. Jede Zelle entspricht einem Partikel, der vor einen Lichtstrahl gelangt (Laser) und erfasst wird. Die Signale werden in digitale Signale umgewandelt und im Computer erfasst. Das Laserlicht ist im Gegensatz zum normalen Licht monochromatisch (hat eine einzige Wellenlänge bzw. Farbe) und der Lichtstrahl verläuft parallel. Folgende Eigenschaften können gemessen werden:
  - Zellgröße
  - Zellgranularität und Kernstruktur

  - Messung von zellulären Molekülen (z. B. Glykoproteine an der Zellmembran) mit Fluorochrom-markierten monoklonalen Antikörpern
- Die Durchflusszytometrie ist weit verbreitet und wird im Forschungs- und im Routinelabor verwendet, z. B. für:
  - Immunphänotypisierung von Leukämien
  - Nachweis von malignen Krankheiten in Blut, Knochenmark, Pleuraerguss, Liquor und anderen Körperflüssigkeiten
  - Quantifizierung von Stammzellen im peripheren Blut (CD34+ Zellen)
  - Zählung von Retikulozyten (Messung von RNA in den Erythrozyten)
  - Messung von Lymphozyten Subpopulationen
  - Charakterisierung von angeborenen Krankheiten der Thrombozyten

1.3.4 Hämoglobin-Elektrophorese

- Identifikation und qualitative Charakterisierung von abnormen Hämoglobinen (z. B. HbS bei Sichelzellanämie)
- Messung von normalen Hämoglobinen (HbA1, HbA2, HbF)
- Die Hämoglobin-Elektrophorese wird häufig durch die HPLC ersetzt, welche der qualitativen aber auch quantitativen Bestimmung von Hämoglobinen dient
- Die Hämoglobin-Elektrophorese nutzt die Tatsache, dass Globinkettenpaare unterschiedliche elektrische Ladungen aufweisen. Je nach pH des Mediums sind die Globinketten positiv oder negativ geladen

1.3.5 Erythrozytenenzyme

- Nachweis von G6PD, PK

1.3.6 Molekulare Methoden

- Karyotyp: Analyse der Chromosomen. Normaler Karyotyp beim Mann 46, XY und bei der Frau 46, XX mit Angabe der Zahl der untersuchten Metaphasen in Klammern
- Beispiele für pathologische zytogenetische Eigenschaften
  - Translokation: Austausch von 2 Chromosomenstücken, z. B. t(9;22) = Philadelphia-Chromosom
  - Trisomie: zusätzliches Chromosom, z. B. Trisomie 8
  - Monosomie: fehlendes Chromosom, z. B. Monosomie 7

   - Deletion: Verlust von Chromosomenstücken
   - Inversion: Umdrehen eines Stückes innerhalb des Chromosoms
- Ausgewählte molekulargenetische Methoden (nicht vollständig)
   - FISH: Nachweis von spezifischen Nukleinsäuresequenzen in einem Zellpräparat mittels fluoreszenzmarkierter genspezifischer Sonden zum Nachweis von normalen Genen (Wildtyp) und von mutierten Genen (Erbkrankheiten)
   - CGH: genetische Screeningmethode zur Identifikation von numerischen Unterschieden, Deletionen und Amplifikationen einzelner Chromosomen oder Chromosomenabschnitte
   - PCR: Synthese von großen Mengen von DNA in vitro. Die PCR ist eine weit verbreitete Methode zum Nachweis von kleinsten Mengen an DNA zum Nachweis von Erbkrankheiten oder zum Nachweis von Krankheitserregern (Infektionskrankheiten)
   - DNA-Sequenzierung: Messung der einzelnen Nukleoide und deren Abfolge im DNA-Molekül
   - NGS: neuere Technologie mit hoher Sequenzierungskapazität. Ermöglicht z. B. die gleichzeitige Analyse mehrerer Gene und kann zur Identifizierung eines geringradigen Mosaiks angewendet werden

1.4 Klinische Abklärung der Anämie

Zur klinischen Abklärung der Anämie wurde ein Leitfaden entwickelt (◘ Tab. 1.2).

◘ Tab. 1.2 Anämieabklärung: klinischer Leitfaden

Anamnese	
Aktuelle Anamnese	- **Symptomatik der Anämie:** Müdigkeit, Blässe, schulischer und sportlicher Leistungsabfall, Dyspnoe, Appetitlosigkeit, Gedeihstörung. Bei Säuglingen: Irritabilität, verminderte Nahrungsaufnahme, Trinkverweigerung. Schweregrad und Beginn der Symptomatik erfragen. Nur diskrete oder keine Symptomatik deuten auf einen langsamen Hämoglobin-Abfall - Hinweise für eine **hämolytische Anämie:** dunkler Urin, Skleren- oder generalisierter Hautikterus, Hepatosplenomegalie - **Blutverlust:** Epistaxis, Menorrhagie, Melaena - **Infektion:** in den letzten 4 Wochen - **Medikamente:** kurz vor Symptombeginn oder Dauermedikation, insbesondere NSAR, ASS (chronische nicht sichtbare [okkulte] Blutung), Antiepileptika, Immunsuppressiva

Tab. 1.2 (Fortsetzung)

Systemanamnese	- **Ernährungsstatus:** Vegetarier, Veganer, übermäßiger Genuss von Milch, Eistee, Cola, Nüsse (stört Eisenresorption) - **gastrointestinale Beschwerden:** Zöliakie mit Eisenmangel, gastroösophagealer Reflux, Gastritis, Kolitis mit Blutverlust - **psychomotorische Entwicklungsretardierung:** Vitamin-B_{12}- und Folsäuremangel, Sichelzellanämie
Persönliche Anamnese	- **Anämie:** erstmalig, seit Geburt, rezidivierend, bisherige Eisen-Substitutionstherapie, frühere Blutbilder beim Hausarzt einfordern - **neonatale Periode:** Frühgeburt (Eisen- und Vitamin-E-Mangel), Zwillingsgeburt, Dauer des neonatalen Ikterus (Phototherapie) - bekannte Grunderkrankung, Hospitalisationen (größere Blutentnahmen) - pathologische Frakturen (Thalassämie), Schmerzkrisen/Knochenschmerzen (Sichelzellanämie, Thalassämie)
Reiseanamnese	- **Reiseanamnese** (Malaria, Tuberkulose)
Familienanamnese	- Bluttransfusion, Splenektomie, Eisensubstitution, Favismus (X-chromosomaler Erbgang: Knaben mehr betroffen, Trägerinnen können, wenn auch weniger trotzdem symptomatisch sein), hämorrhagische Diathese, Leukämie - Blutsverwandtschaft (Konsanguinität)
Körperuntersuchung	
Kardiopulmonal	- Herzgeräusch in Form eines Systolikums über der Aorta hörbar (Strömungsgeräusch), Tachykardie - Atemnot , erhöhte Atemfrequenz
Abdomen	- Abdomen gebläht, schmerzhaft, Durchfall: Hinweis auf Eisenresoptionsstörung oder Blutverlust, z. B. Sprue (Zöliakie), Lamblien, Kolitis - Hepatosplenomegalie: Hinweis auf hämolytische Anämie, Leukämie
Haut	- Blasse Konjunktiven und/oder Lippen - trophische Störungen von Gewebe (Haare, Nägel), Mundwinkelrhagaden (Perlèche, Eisenmangel), Zungenentzündung (Glossitis,Vitamin-B_{12}- und Eisenmangel) - Ikterus (Hämolyse), Hyperpigmentierung (FA)

Tab. 1.2 (Fortsetzung)

Missbildungen/ Skelett	- Skelettale Missbildungen an Daumen und/oder Radius, Kleinwuchs, Mikrozephalie, Nierenmissbildung, andere (z. B. FA, Diamond-Blackfan-Anämie) - vorgewölbte Stirn, vorstehender Oberkiefer, vorstehendes Jochbein, Auftreibung des Schädelknochens (Bürstenschädel) bei kompensatorisch erhöhter Blutbildung (Thalassaemia major)
Entwicklung	- Gedeihstörung (Abfall der Gewichts- und Größenperzentilen): Hinweis auf chronische schwere Anämie oder auf andere Grunderkrankung

Eisenmangelanämie

Th. Kühne

Th. Kühne, A. Schifferli, *Kompendium Kinderhämatologie*,
DOI 10.1007/978-3-662-48103-5_2, © Springer-Verlag Berlin Heidelberg 2016

2.1 Einleitung

- Die Eisenmangelanämie ist eine hypochrome mikrozytäre Anämie mit oft ausgeprägter Anisozytose
- Sie entwickelt sich oft langsam. Dabei kommt es auf Grund des Eisenmangels zu einer verminderten Produktion von Hämoglobin, dem wichtigsten Sauerstoffträger (hypo- oder aregeneratorische Anämie)

2.2 Epidemiologie

- Trotz des Überflusses an Eisen, das ca. 5 % der Erdkruste ausmacht, ist der Eisenmangel häufig und stellt die häufigste Ursache der Anämien dar
- Die Anämie im Kindesalter ist in ca. 30–50 % auf einen Eisenmangel zurückzuführen, in Europa ist die Zahl niedriger

2.3 Ursachen

- Alimentär (Mangel- und Fehlernährung)
- Verminderte enterale Eisenaufnahme durch spezifische Nahrungsmittel: z. B. ein übermäßiger Konsum von Kalzium (Milch), Eistee (Tannine), Kaffee, Nüsse (Phytate) stört die Resorption von Eisen im Darm (Komplex-Bildung)
- Verminderte Eisenaufnahme über den Darm im Rahmen von Krankheiten: z. B. bei Zöliakie, Kurzdarmsyndrom (operative Entfernung wegen angeborener oder erworbener Krankheiten des Darmes) oder chronisch-entzündlicher Darmerkrankung
- Erhöhter Bedarf (Kindheit, Pubertät, Schwangerschaft)
- Chronischer Blutverlust: Blutverlust aus dem Darm, z. B. Meckel-Divertikel (Darmausstülpung mit in etwa der Hälfte der Fälle ektoper Magenschleimhaut) oder bakterielle oder parasitäre Darmerkrankungen (Hackenwurm), gynäkologische Blutungen)
- Genetische Ursachen: Inaktivierende Mutationen in der Serinprotease TMPRSS6 verursachen eisenrefraktäre Eisenmangelanämie, die mit erhöhter Hepzidinsynthese und verminderter intestinaler Eisenaufnahme und Eisenabgabe aus den Eisenspeichergeweben einhergeht. Die Serinprotease TMPRSS6 ist wahrscheinlich der stärkste Hepzidin-Inhibitor

2.4 Pathophysiologie und Pathogenese

- Eisen ist ein essenzielles Substrat für die Synthese der Sauerstoffträger Hämoglobin und Myoglobin, aber auch für die Zytochrome
- Es gibt 4 verschiedene Kategorien von Proteinen, die Eisen enthalten: Häm-Proteine (Hämoglobin oder Myoglobin), Eisen-Carboxylat-Proteine (Ferritin), Eisen-Schwefel-Proteine (Akonitine) und mononukleare Eisenproteine (Superoxid-Dismutase). Die letzteren 3 kommen in niedrigen Konzentrationen vor, haben aber wichtige biologische Funktionen
- Der Eisenverbrauch und die Nachfrage nach Eisen für die Produktion von Erythrozyten werden bestimmt durch die Sauerstoffversorgung des Gewebes, den Umsatz an roten Blutzellen und dem Verlust an roten Blutzellen durch Blutung
- Die Sauerstoffversorgung des Gewebes und die Produktion von roten Blutzellen können durch Krankheiten, Blutungen und Körperaktivität verändert werden
- In der Nahrung sind etwa 20 mg Eisen pro Tag enthalten, wovon ca. 1–2 mg im Dünndarm resorbiert werden. Die Resorption von Eisen erfolgt als 2-wertiges Eisen (Fe^{2+}) im Duodenum und im oberen Jejunum. Dieselbe Menge verliert der Körper durch den Darm (abgeschilferte Zellen) und kleine Blutungen. Bei Bedarf kann die Resorption auf 3–4 mg gesteigert werden
- Eisen wird für die Produktion von roten Blutzellen wiederverwendet (Recycling)
- Die Aufnahme von Eisen aus dem Darm, der Transport im Blut, der Einbau in die roten Blutzellen, die Speicherung des Eisens sowie dessen Recycling sind äußerst komplexe und regulierte biologische Vorgänge. Schlüsselfunktionen spielen Ferroportin und Hepzidin. Ferroportin ist ein Eisen-Exporter und für den Transport von Fe^{2+} durch die Zellmembran ins Blut verantwortlich. Hepzidin ist ein APP und reguliert das Eisengleichgewicht im Organismus. Wenn das Körpereisen ansteigt, induziert es die Degradation von Ferroportin und verhindert dadurch die enterale Eisenresorption. Wenn das Körpereisen abfällt, wird die Funktion von Ferroportin nicht gehemmt und dadurch die enterale Eisenaufnahme gewährleistet. Das kürzlich gefundene Erythroferron vermittelt die Koppelung von Erythropoiese und Eisenstoffwechsel
- 2-wertiges Eisen (Fe^{2+}) stammt aus Fleisch, Geflügel und Fisch und wird auch Häm-Eisen genannt. Es wird besser enteral resorbiert als 3-wertiges Eisen (Fe^{3+}), das auch Nicht-Häm-Eisen genannt wird und in verschiedenen Nahrungsmitteln vorkommt (vegetarische Nahrung)

- Fe^{2+} wird im Magendarmtrakt direkt resorbiert, während Fe^{3+} durch eine komplexe biochemische Reaktion zu Fe^{2+} reduziert werden muss und erst dann resorbiert werden kann
- Die Eisenaufnahme kann während des Wachstums und bei Krankheiten (Mangelsituation, erhöhter Eisenbedarf bei Kindern und Jugendlichen) und angeborenen Hämoglobinopathien gesteigert sein
- Wird das Eisengleichgewicht gestört, kann es zu einer Eisenmangelanämie, aber auch zu einer Hämochromatose kommen
- Die Hämochromatose kann erworben oder angeboren sein. Es handelt sich um eine Störung des Eisenstoffwechsels mit einer Eisenüberladung der Zellen verschiedener Organe, hauptsächlich Leber, Pankreas und Herzmuskel. Folge davon sind Funktionsstörungen und Schädigungen dieser Organe
- Die wichtigste Eisenquelle für die Erythroblasten ist das Transferrin, das in hohen Konzentrationen im Plasma vorkommt. Dessen gebundenes Eisen stammt aus dem Darm (Nahrungseisen), aus den Makrophagen (wiederverwertetes Eisen) und aus der Leber (Speichereisen)
- Die Eisenspeicher können noch vor der Entwicklung einer Anämie vermindert werden. In dieser Situation müssen Nahrungseisen und wiederverwertetes Eisen die Produktion von neuen roten Blutzellen kompensieren
- Beim Eisenmangel werden neue rote Blutzellen nicht wie beim Trägerstatus einer Thalassämie vermehrt gebildet, weshalb die Retikulozyten in der Regel nicht vermehrt sind

2.5 Klinik

- Symptome abhängig vom Schweregrad des Eisenmangels und von der Geschwindigkeit des Hämoglobinabfalls
- Anämie-Symptome durch Eisenmangel werden etwa ab 6.–12. Lebensmonat manifest, bei Frühgeborenen früher
- Unspezifische Anämie-Symptome
  - Blässe, Müdigkeit, Konzentrationsschwäche, Appetitlosigkeit, Gedeihstörung, Schlaflosigkeit, Kopfschmerzen
- Symptome des Eisenmangels
  - Haut- und Schleimhautveränderungen (Mundwinkelrhagaden, Zungenatrophie), brüchige Haare und Nägel, Haarausfall. Diese trophischen Störungen werden unter dem Begriff Plummer-Vinson-Syndrom zusammengefasst. Kognitive Störungen und psychomotorische Entwicklungsverzögerung (umstritten), Pica-Syndrom durch schweren Eisenmangel verursacht (Verzehr von Substanzen, die keine Lebensmittel sind, z. B. Erde)

2.6 Diagnostik

- Eisenmangel ist keine Diagnose, seine Ursache muss stets abgeklärt werden
- Krankengeschichte (insbesondere Ernährungsanamnese, gastrointestinale Beschwerden, Menstruationsstärke, weitere Blutungsanamnese) und Körperuntersuchung (trophische Störungen) sowie Reiseanamnese (Hackenwurm)
- Blutbild mit Retikulozyten, Erythrozytenindizes (MCH, MCV, MCHC, RDW) und Blutausstrich. Typischerweise findet man eine hypochrome mikrozytäre Anämie, mit niedrig oder niedrig-normalen Retikulozyten, Anisozytose (erhöhtes RDW) und in gewissen Fällen eine leichte Thrombozytose
- Ein Anstieg der Retikulozyten gemessen nach etwa 7–10 Tagen oraler Eisensubstitution suggeriert einen Eisenmangel als Ursache der Anämie, so dass auf weitere Abklärungen vorläufig verzichtet werden kann
- In vielen Fällen mit typischer und plausibler Anamnese für einen alimentären Eisenmangel und dazu passender Pathologie des Blutbildes bedarf es keiner weiteren Diagnostik
- Je nach Krankengeschichte und Körperuntersuchung weitere Untersuchungen: insbesondere bei der Abgrenzung zu anderen mikrozytären Anämien (Hämoglobinopathien, Diagnose mit Hämoglobin-Elektrophorese, ► Kap. 5)
  - Ferritin (Beachte: altersabhängige Normwerte): Ferritin ist ein APP und kann bei entzündlichen Erkrankungen aber auch bei Lebererkrankungen, Malignomen, Hyperthyreose und bei der Einnahme von oralen Kontrazeptiva erhöht sein
  - Eisen, Transferrin, löslicher Transferrinrezeptor (sind in ihrer Wertigkeit umstritten), können unter Umständen bei der Diagnosestellung weiterhelfen (◘ Tab. 2.1)

◘ Tab. 2.1 Labormesswerte bei ausgewählten mikrozytären Anämien

	Eisenmangel	Eisenmangel und gleichzeitiger Infekt	Anämie bei Entzündungen oder bei Tumoren	β-Thalassämie
Eisen	↓	↓	↓	n-↑
Transferrin	↑	n-↑	↓	n-↓
Ferritin	↓	↑	↑	n-↑

↓ erniedrigt, ↑ erhöht, n normal........↑

- ZnPP: Bei Eisenmangel wird Zink anstelle von Eisen während der Häm-Synthese ins Häm-Molekül eingebaut, woraufhin ZnPP entsteht. Ein erhöhtes ZnPP weist auf einen Eisenmangel hin, aber nur deutlich erhöhtes ZnPP ist spezifisch für einen Eisenmangel. Da ZnPP nur in Erythrozyten vorkommt und nur bei Syntheseänderungen des Häms gebildet wird, zeigt das ZnPP die in die Zirkulation gelangten veränderten (ZnPP enthaltenden) Erythrozyten an, was dem Eisenstoffwechsel der letzten 3 Monate, also der Lebensdauer der Erythrozyten entspricht
- Abklärung der Ursachen des Eisenmangels (► Abschn. 2.3)
  - Bei den Patienten mit eisenrefraktärer Eisenmangelanämie ist die Konzentration von Hepzidin im Urin normal bis deutlich erhöht – im Gegensatz dazu bei Patienten mit alimentär bedingtem Eisenmangel stark erniedrigt bzw. fehlend
- Bei alimentärer Eisenmangelanämie auch an Folsäure- und Vitamin-B_{12}-Mangel sowie an andere Mangelzustände (Vitamine, Spurenelemente) denken

2.7 Differenzialdiagnosen

- Die Differentialdiagnose umfasst alle Anämien, die mit einer Hypochromie und Mikrozytose einhergehen
  - Anämie bei entzündlichen Erkrankungen
  - Hämoglobinopathien (z. B. α- oder β-Thalassämie)
  - Bleiintoxikation
  - Angeborene und erworbene Störungen des Eiseneinbaus in rote Blutzellen (sideroblastische Anämie)
  - Angeborene Störungen des Eisenstoffwechsels

2.8 Therapie

- Behandlung der Ursache des Eisenmangels
  - Anpassung der Ernährungsgewohnheiten bei Fehl- und Mangelernährung, eventuell mit Beratung. Eisen gebunden im Häm (z. B. in Fleisch) oder im Laktoferrin (in der Muttermilch) ist ca. 4-fach besser bioverfügbar als z. B. Eisen in Gemüse
- Eisensubstitution mit oralem 2-wertigem Eisen, wenn möglich nüchtern (z. B. Fe^{2+}-Sulfat, (2–6 mg/kg KG) während mindestens 3 Monaten, manchmal länger
- 3-wertige Eisenionen auch möglich (weniger gastrointestinale Nebenwirkungen), aber den 2-wertigen Eisenionen theoretisch unterlegen

- Orales Eisen verursacht initial schwarze Stühle und die Therapie sollte nach 7–10 Tagen überprüft werden: Zwischenanamnese (Compliance), klinische Untersuchung und Labor (Blutbild mit Retikulozyten, deutlicher Anstieg)
- Vitamin C unterstützt die Resorption von Eisen (Fe^{3+}-Sulfat wird zu Fe^{2+}-Sulfat reduziert)
- Parenterales Eisen (intravenöse Eiseninfusion) ist selten notwendig, ggf. nur bei schwerem Eisenmangel durch Resorptionsstörungen. Warnung durch Behörden und Herstellerfirmen: parenterales Eisen darf nur in Einrichtungen mit Reanimationsmöglichkeiten verabreicht werden (Gefahr der anaphylaktischen Reaktionen nach intravenöser Verabreichung von Eisenprodukten)

2.9 Prognose

- Ist abhängig von der Ursache des Eisenmangels
- Bei alimentärem Eisenmangel ist die Prognose gut

2.10 Zukunft

- Verbesserung der verfügbaren oralen Eisenpräparate (Reduktion der Nebenwirkungen (Verdauungsbeschwerden, Verfärbung der Zähne, Verschlechterung der Eisenaufnahme falls Präparat mit dem Essen eingenommen wird)
- Verbesserte Aufklärung der Bevölkerung

2.11 Zusammenfassung

- Eisenmangel ist ein Symptom und keine Diagnose
- Hypochrome, mikrozytäre Anämie
- Eine Abklärung der Ursache ist notwendig
- Die klinischen Symptome sind unspezifisch
- Die Therapie des Eisenmangels richtet sich nach dessen Ursache
- Orales Eisen genügt häufig, parenterales Eisen ist selten notwendig

Makrozytäre und megaloblastäre Anämien

Th. Kühne

Th. Kühne, A. Schifferli, *Kompendium Kinderhämatologie*,
DOI 10.1007/978-3-662-48103-5_3, © Springer-Verlag Berlin Heidelberg 2016

3.1 Einleitung

- Der Begriff Makrozytose bezieht sich allein auf ein Zuviel an Zytoplasma, der Begriff Megaloblastose beinhaltet eine Störung der Kernreifung mit morphologisch aufgetriebenen, aufgelockerten apoptotischen Kernen im Knochenmark
- Die megaloblastäre Anämie ist eine angeborene oder erworbene normochrome, makrozytäre Anämie, die auf eine insuffiziente Blutbildung hinweist und verschiedene Ursachen hat
- Der megaloblastären Anämie liegt in der Regel ein Defekt der DNA zugrunde, der zu einer verminderten Zellteilung und zu einem inadäquaten Zellwachstum führt. Die RNA- und Proteinsynthese sind weniger stark betroffen als die DNA-Synthese, weshalb das Zytoplasma und die Zelle insgesamt größer (megaloblastisch) werden als erwartet
- Es ist möglich, dass die megaloblastäre Anämie, die sich in der Regel langsam entwickelt, je nach Ursache auch von einem Zellmangel der anderen Blutzellreihen begleitet wird (Leukopenie und Thrombozytopenie)
- Bei der »Stresserythropoiese« zeigt sich ein fötales erythropoietisches Bildungsmuster mit vergrößerten Zellen und einem erhöhten Gehalt an Hämoglobin F. In solchen Situationen kann es zu einer Makrozytose und bei Erschöpfung der erythropoietischen Kompensation zu einer makrozytären Anämie kommen

3.2 Ursachen

- Megaloblastäre Anämie bei Kindern
  - Alimentärer Folsäure- und Vitamin-B_{12}-Mangel (am häufigsten)
    - Unter- und Fehlernährung: Vitamin-B_{12}-Mangel bei vegetarischen oder veganen Essgewohnheiten; mütterliche Mangelzustände, die beim Fötus und gestillten Kind zu Vitamin-B_{12}-Mangel führen
    - Verminderte enterale Aufnahme des Vitamins B_{12}: Darmkrankheiten (Gastroenteritis, enterale Autoimmunkrankheiten). Darmkrankheiten können auch zu Folsäuremangel führen. Mangel an Intrinsic Factor, Medikamente (Magensäure-Blocker)
  - Seltene angeborene Stoffwechselstörungen und Transportdefekte des Vitamins B_{12}
  - Megaloblastäre Anämien, die nicht durch einen Vitamin-B_{12}- oder Folsäuremangel verursacht werden
    - Angeborene Störungen der DNA-Synthese (Orotazidurie, Lesch-Nyhan Syndrom)

  - Angeborene dyserythropoietische Anämien
  - DNA-Reparaturdefekt-Syndrome (z. B. FA)
  - Erworbene Störungen der DNA-Synthese (Thiaminmangel, maligne Krankheiten, Zytostatika und Virostatika, Toxine inklusive Alkohol)
- Stresserythropoiese, Erythropoiese mit fetalem Muster (▶ Abschn. 3.1), z. B. im Rahmen einer raschen erythropoietischen Regeneration
  - Stresserythropoiese kommt vor nach
    - Blutung
    - Transitorischer Erythroblastopenie des Kindesalters
    - Myelotoxischer Zytostatikatherapie (Chemotherapie)
    - Die Erythropoiese störende Infektionskrankheiten (Erythroblastopenie z. B. im Rahmen von Parvovirus B19)
    - Im Rahmen von angeborenen Krankheiten mit Knochenmarkversagen (z. B. FA, Blackfan-Diamond-Anämie)
- Retikulozytose, Vermehrung von Retikulozyten und jungen Erythrozyten, die größer sind als ältere, reife Erythrozyten, was eine Makrozytose verursacht
  - Etwa 10 Tage nach Eisensubstitution bei Patienten mit Eisenmangelanämie

3.3 Klinik

- Die Klinik bei Patienten kann sehr vielseitig, variabel und unspezifisch sein
- Anämie-Symptome
- Weil die Synthese der DNA betroffen ist und als Ursache für die megaloblastäre Anämie verantwortlich ist, können nebst Blutzellen auch andere schnell wachsende Gewebe wie z. B. die Magen-Darmschleimhaut betroffen sein und Symptome verursachen (Appetitlosigkeit, Bauchschmerzen, Übelkeit und Erbrechen, Gewichtsabnahme)
- Spezifische Symptome des Vitamin-B_{12}- oder Folsäuremangels (▶ Abschn. 3.6.3, ▶ Abschn. 3.7.3)

3.4 Labor

- Megaloblastäre Anämie
  - Makrozytäre normochrome Anämie, die in der Regel reversibel ist. Die Morphologie der Zellen ist beim Vitamin-B_{12}- und beim Folsäuremangel identisch
  - MCV erhöht, oft mit Makroovalozyten (ovaläre vergrößerte Erythrozyten)

- Anisozytose mit erhöhtem RDW und Poikilozytose
- Neutrophile Granulozyten mit Hypersegmentierung (Kern in mehr als 5 Segmente aufgeteilt) ist eher ein Spätzeichen einer megaloblastären Anämie
- Thrombozytopenie und Leukozytopenie können die Anämie begleiten
- Knochenmark: Hyperzellularität aller 3 Zellreihen, morphologische Veränderungen aller 3 Zellreihen mit hypersegmentierten neutrophilen Granulozyten, aber auch mit abnormen erythrozytären Megaloblasten und Megakaryozyten

3.5 Differenzialdiagnosen der makrozytären Anämie

- Megaloblastäre Anämie (erworbener oder angeborener Vitamin-B_{12}-Mangel, Folsäuremangel)
- Stresserythropoiese, z. B. erworbenes (Leukämien, myelodysplastisches Syndrom) oder angeborenes Knochenmarkversagen (aplastische Anämie, FA, Blackfan-Diamond-Anämie)
- Retikulozytose (hämolytische Anämien, Blutung, Eisensubstitution bei Eisenmangelanämie)
- Andere Ursachen: Leberkrankheiten, Hypothyreose, starke Hyperglyzinämie, Rauchen

3.6 Vitamin-B_{12}-Mangel

3.6.1 Biologie des Vitamins B_{12}

- Vitamin B_{12} ist ein Kofaktor für nur 2 Enzyme (Methionin-Synthase und L-Methylmalonyl-Coenzym A Mutase)
- Vitamin B_{12} wird vor allem in der Leber gespeichert, die bei Gesunden einen Vorrat für 1 Jahr und länger enthält
- Durch den Mangel an Vitamin B_{12} (oder an Folsäure) kommt es zu Reifungsstörungen im zellulären Zytoplasma und der Zellkerne, was schließlich zu Makrozytose, unreifen Zellkernen und Hypersegmentierung von Granulozyten führt
- Die Hypersegmentierung von Granulozyten ist ein Spätzeichen des Vitamin-B_{12}-Mangels
- Vitamin-B_{12}-Mangel führt zu einem Anstieg von Homozystein und zu MMA, die beide im Serum und im Urin messbar sind. Eine Erhöhung von Homozystein deutet auch auf einen Folsäure- oder Vitamin-B_6-Mangel hin

- Die Messung beider Stoffwechselprodukte (MMA und Homozystein) wird benutzt, um einen Vitamin-B_{12}-Mangel zu bestätigen. MMA ist für die Diagnose des Vitamin-B_{12}-Mangels sensitiver und spezifischer als die Messung von Vitamin B_{12}
- Megaloblastäre Anämie kann auch durch eine Interaktionsstörung zwischen Folsäure und Vitamin B_{12} verursacht werden
- Die hyperzelluläre und dysplastische Blutbildung im Knochenmark kann als Leukämie fehlgedeutet werden. Es kann auch zu Hämolyse im Knochenmark kommen, was eine Erhöhung der LDH verursacht und als Mikroangiopathie oder hämolytische Anämie fehlgedeutet werden kann
- Der Transport des Vitamins B_{12} durch den Magen und die Absorption ist äußerst komplex und durch die Nahrungsaufnahme reguliert. Saurer pH im Magen ist eine Voraussetzung für die enterale Absorption von Vitamin B_{12}. (Cave: Magensäure hemmende Medikamente, ältere Bevölkerung mit verminderter Bildung von Magensäure). Für den Darmtransport und die Absorption, aber auch für den Transport im Blut sind Transportmoleküle notwendig
  - R-Protein (Haptocorrin): bindet Vitamin B_{12} zunächst im Magen
  - Intrinsischer Faktor: Glykoprotein, das in Parietalzellen des Magens gebildet wird, bindet Vitamin B_{12}, nachdem das R-Protein im Vitamin-B_{12}-R-Protein-Komplex durch Enzyme der Bauchspeicheldrüse im Duodenum degradiert wurde. Im Gegensatz zu R-Protein bindet der intrinsische Faktor das Vitamin B_{12} spezifisch
  - Die Absorption des Komplexes Intrinsischer-Faktor-Vitamin-B_{12} in Darmzellen erfolgt über Rezeptoren. Diese Rezeptoren sind beim seltenen Imerslund-Gräsbeck-Syndrom defekt (angeborene Störung der Darmabsorption des Vitamins B_{12} mit Vitamin-B_{12}-Mangel)
  - Noch in der Darmzelle wird Vitamin B_{12} an ein Eiweiß gebunden: Transcobalamin II. Der gebundene Komplex (Transcobalamin-II-Vitamin-B_{12}) erscheint nach etwa 3–5 Stunden im Blut
  - In hohen Dosen kann Vitamin B_{12} auch passiv durch Mund-, Magen- und Dünndarmschleimhaut diffundieren

3.6.2 Ursachen des Vitamin-B_{12}-Mangels

- Alimentär (unzureichende Vitamin-B_{12}-Zufuhr, z. B. gestillter Säugling einer Vegetarierin)
- Abnorme chemische Reaktionen im Magen (inadäquate Proteolyse des Vitamins B_{12}) bei atrophischer Gastritis oder Medikamente, wie z. B. Magensäureblocker (Protonenpumpen-Hemmer)

- Verminderter intrinsischer Faktor bei entzündlicher Magen-Darmkrankheit, nach Magenoperationen oder bei perniziöser Anämie (Autoantikörper-vermittelter Mangel an intrinsischem Faktor; Erkrankung des Erwachsenen, im Kindesalter sehr selten)
- Dünndarmkrankheiten: inadäquate Funktion der Bauchspeicheldrüse, inadäquate Bindung von Vitamin B_{12} an intrinsischen Faktor (bakterielle oder parasitäre Infektionen des Magen-Darmtraktes)
- Erkrankungen der Dünndarmschleimhaut mit verminderter oder fehlender Resorption von Vitamin B_{12} (chirurgische Eingriffe, Fisteln, entzündliche Krankheiten, Infektionskrankheiten, maligne Tumoren, Medikamente)
- Seltene angeborene Krankheiten des Vitamin-B_{12}-Transportes im Blut
- Angeborene und erworbene Stoffwechselkrankheiten (angeborene Enzymmangelkrankheiten, erworbene Störungen durch N_2O(Lachgas)-Inhalation, Oxidation des Vitamins B_{12} mit funktioneller Störung)

3.6.3 Klinik des Vitamin-B_{12}-Mangels

- Megaloblastäre Anämie und eventuell gleichzeitige Leukozytopenie und Thrombopenie
- Beim alimentären Vitamin-B_{12}-Mangel des Fötus und des Säuglings durch unzureichende mütterliche Zufuhr des Vitamins B_{12} bei langdauernder Diät ohne tierische Nahrung, treten die ersten Symptome im Alter von 4–6 Monaten auf
- Vitamin B_{12} ist bei der Entwicklung des Gehirns, der Myelinisierung, aber auch für die Funktion des Gehirns wichtig. Durch den Vitamin-B_{12}-Mangel kann es zu degenerativen und demyelinisierenden Störungen des Gehirns und des Rückenmarkes kommen mit Sensibilitätsstörungen und Gangataxien. Die neurologischen Symptome können sehr komplex sein und können sich bei Säuglingen und Kleinkindern zu psychomotorischem Entwicklungsrückstand, Rückschritten in der psychomotorischen Entwicklung und Schwierigkeiten bei der Nahrungsaufnahme (Gedeihstörung) entwickeln. Später kann es zu psychiatrischen Störungen, wie z. B. Depression und Demenz kommen
- Weitere neurologische Symptome können Zittern, Erregbarkeit und sogar Koma sein
- Vitamin B_{12} kann seltener zu Entzündungen der Zunge (Glossitis), verminderter Darmabsorption, Infertilität, Thrombosen (wegen erhöhtem Homozystein) und Hyperpigmentierung führen

3.6.4 Diagnostik des Vitamin-B_{12}-Mangels

- Anamnese
  - Ernährungsweise der Mutter, perniziöse Anämie (Autoimmunkrankheit des Magens mit Autoantikörper gegen den intrinsischen Faktor oder gegen Parietalzellen des Magens mit daraus folgendem Mangel an intrinsischem Faktor), Darmkrankheiten (Kurzdarmsyndrom, Operation mit Magen-Bypass, entzündliche Darmerkrankungen)
- Körperuntersuchung
  - Allgemeine Symptome (Wachstumsretardierung, Gedeihstörung, Schwierigkeiten bei der Nahrungsaufnahme, Verlust von Meilensteinen der Entwicklung, Mikrozephalie)
  - Anämie-Symptome
  - Neurologische Symptome (muskuläre Hypotonie, Irritabilität)
- Labor
  - Megaloblastäre Anämie (Hämoglobin unter und MCV über dem Normwert). Die Normwerte für Hämoglobin und MCV sind altersabhängig und ändern sich vor allem im Säuglings- und Kleinkindesalter
  - Knochenmark (► Abschn. 3.4)
  - Vitamin-B_{12}-Serumkonzentration
  - Homozystein und MMA im Serum und im Urin erhöht (MMA ist normalerweise nicht nachweisbar, es ist sensitiver und spezifischer als die Vitamin-B_{12}-Konzentration)
  - Homozystein und MMA können erhöht sein bei Patienten mit Dehydrierung, Niereninsuffizienz und Produktion durch Darmflora
  - Ein gleichzeitig bestehender Folsäuremangel sollte stets ausgeschlossen werden
  - Abklärung der Ursache des Vitamin-B_{12}-Mangels (z. B. Schilling-Test zur Abklärung von Resorptionsstörungen im Darmtrakt)
- MRT des Gehirns kann Atrophie und Zeichen verzögerter Myelinisierung zeigen

3.6.5 Prophylaxe des Vitamin-B_{12}-Mangels

- Regelmäßige orale Einnahme von Vitamin B_{12} bei Müttern mit nutritivem Vitamin-B_{12}-Mangel (z. B. vegetarische Lebensweise), oder regelmäßige parenterale Vitamin-B_{12}-Substitution bei Müttern mit perniziöser Anämie, chirurgischer Magenentfernung

3.6.6 Therapie des Vitamin-B_{12}-Mangels

- Alimentärer Vitamin-B_{12}-Mangel: parenterales Vitamin B_{12} (Hydroxycobalamin, intravenös, subkutan oder intramuskulär), zunächst 0,2 µg/kg KG für die ersten 2 Tage, danach 20 µg/kg KG für insgesamt 1 Woche. Danach wöchentliche Dosen von 20 µg/kg KG für 4 Wochen, danach orale Vitamin-B_{12}-Gaben
- Allerdings: Regelmäßige Therapie mit oralen Vitamin-B_{12}-Präparaten sind oft genauso effizient wie parenterale intramuskuläre Injektionen hinsichtlich Verbesserung und Stabilisierung des Blutbildes und neurologischer Symptome
- Patienten mit perniziöser Anämie und Mangel an intrinsischem Faktor sowie Magen-Darmkrankheiten benötigen in der Regel parenterale Vitamin-B_{12}-Gaben, in unterschiedlichen Dosen, je nach Ursache des Vitamin-B_{12}-Mangels

3.7 Folsäuremangel

3.7.1 Biologie der Folsäure

- Folsäure ist ein Vitamin. In der Natur kommen verschiedene Formen (Derivate) vor. Die biologisch aktive Form ist THF
- Der Transport im Magen-Darmtrakt, die Resorption und der Transport im Blut ist ebenso komplex wie beim Vitamin B_{12}
- Der Vorrat an Folsäure ist jedoch geringer als derjenige an Vitamin B_{12} und reicht für etwa 3–4 Monate
- THF ist für die Enzymfunktion im Aufbau der DNA wichtig und somit essenziell für das Wachstum und die Teilung von Zellen
- Biochemisch besteht eine direkte Verbindung zum Vitamin-B_{12}-Stoffwechsel
- Wie beim Vitamin-B_{12}-Stoffwechsel kann ein Folsäuremangel zur Erhöhung von Homozystein im Serum und im Urin führen
- Homozystein ist toxisch und kann bei lang dauernder (geringer) Erhöhung zu Schädigungen des Endothels und dadurch zu Arteriosklerose führen
- In der Plazenta finden sich Folsäurerezeptoren, die die Bindung und den Transport von Folsäure in Richtung des Fötus beschleunigen. Bei einem mütterlichen Folsäuremangel kann dies zu einer Verstärkung des mütterlichen Mangels beitragen, nicht aber beim Fötus und Neugeborenen
- Folsäuremangel kann einen Neuralrohrdefekt verursachen. Neuralrohrdefekte (Anenzephalie und Spina bifida) sind die häufigsten Fehlbildungen des zentralen Nervensystems. Neuralrohrdefekte entstehen früh, im 1. Schwan-

gerschaftsmonat, d. h. oft vor Kenntnis der Schwangerschaft. Es wird deshalb empfohlen, dass jede Frau, die schwanger werden möchte oder könnte, täglich Folsäure in einer Dosierung von 0,4 mg einnimmt. Die Einnahme von synthetischer Folsäure vor und während der ersten 3 Monate der Schwangerschaft reduziert das Risiko der Entstehung von Neuralrohrdefekten

3.7.2 Ursachen des Folsäuremangels

- Alimentärer Folsäuremangel (verminderte Nahrungsaufnahme (Hungersnot, Armut)
- Lange Ernährung von Kleinkindern mit Ziegenmilch
- Verminderte Nahrungsaufnahme und erhöhter Bedarf: physiologisch bei Schwangerschaft, Frühgeborenen und im Kleinkindesalter, abnorm bei chronisch hämolytischen Krankheiten (Sichelzellanämie, Thalassämie), chronische Infektionskrankheiten (Malaria), Knochenmarkinfiltration durch maligne Krankheiten, Hautkrankheiten (Psoriasis)
- Abnorme Resorption der Folsäure im Magen-Darmtrakt (Medikamente, seltene angeborene Resorptionsstörungen, Zöliakie (ist in der westlichen Welt häufiger als verminderte Nahrungszufuhr), entzündliche Darmkrankheiten, akuter zerebraler Folsäuremangel, inadäquater Folsäureverbrauch (Medikamente, z. B. Methotrexat) und angeborene Enzymdefekte, akuter Folsäuremangel unbekannter Ursache, schwer kranke Patienten)

3.7.3 Klinik des Folsäuremangels

- Die Klinik des Folsäuremangels ist derjenigen des Vitamin-B_{12}-Mangels ähnlich. Es sind vor allem schnell wachsende Zellen (Blutzellen, Schleimhautzellen, Keimzellen) betroffen
- Die Klinik wird bestimmt durch die dem Folsäuremangel zugrunde liegende Ursache
- Megalobastäre Anämie, eventuell gleichzeitige Leukopenie und Thrombozytopenie
- Neurologische und psychiatrische Symptome
- Infertilität
- Rote Zunge, Zeichen der Malabsorption

3.7.4 Diagnostik des Folsäuremangels

- Bei Diagnose eines Folsäuremangels sollte stets ein gleichzeitig bestehender Vitamin-B_{12}-Mangel ausgeschlossen werden
- Megaloblastäre Anämie (Hämoglobin vermindert, MCV erhöht)
- Verminderte Folsäure im Serum und in den Erythrozyten. Die erythrozytäre Folsäurekonzentration ist aussagekräftiger als die Folsäurekonzentration im Serum (Erythrozyten im peripheren Blut nehmen keine Folsäure mehr auf im Gegensatz zu erythrozytären Vorläuferzellen im Knochenmark)
- MMA ist bei Folsäuremangel nicht oder nur gering nachweisbar
- ► Abschn. 3.4

3.7.5 Prophylaxe des Folsäuremangels

- Schwangerschaft, Mütter mit Risiko für Geburt eines Kindes mit Neuralrohrdefekten
- Frühgeborene
- Patienten mit chronischer hämolytischer Anämie (Sichelzellanämie, Thalassaemia major)
- Schwere autoimmunhämolytische Anämie
- Orale Folsäure 1 g täglich oder 5 mg wöchentlich

3.7.6 Therapie des Folsäuremangels

- Behandlung der Ursache der megaloblastären Anämie
- Bei alimentärem Folsäuremangel sind 0,4 g Folsäure (0,2–1 g) oral täglich ausreichend
- Nach ein paar Tagen unter Folsäure sollte eine Vermehrung von Retikulozyten im Blutbild sichtbar werden

3.8 Zusammenfassung

- Die Klinik der megaloblastären Anämie ist komplex und erfordert differenzialdiagnostische Erfahrung
- Die Symptome sind Folge der verminderten Zellteilung und Zellreifung und zeigen sich vor allem bei schnell wachsenden Geweben wie Blutzellen (Anämie, Leukopenie, Thrombozytopenie), Schleimhautzellen, Keimzellen, aber auch bei sich entwickelnden Geweben im zentralen Nervensystem und

Rückenmark und seltener beim peripheren Nervensystem mit Demyelinisierung (Vitamin-B_{12}-Mangel) und Neuralrohrdefekt (Folsäuremangel)
- Die Diagnostik des Vitamin-B_{12}- und Folsäuremangels umfasst die anamnestischen Informationen, Körperuntersuchung des Patienten und Laboruntersuchungen (Blutbild mit Differenzierung der Blutzellen, Vitamin-B_{12}-Konzentration im Serum und im Urin, Serum- und erythrozytäre Folsäure, erhöhtes Homozystein bei Vitamin-B_{12}- und Folsäuremangel und Nachweis von MMA im Serum und im Urin bei Vitamin-B_{12}-Mangel
- Für Prophylaxe und Therapie stehen orale und parenterale Vitamin-B_{12}- und orale Folsäurepräparate zur Verfügung

Sichelzellkrankheit

A. Schifferli

Th. Kühne, A. Schifferli, *Kompendium Kinderhämatologie*,
DOI 10.1007/978-3-662-48103-5_4, © Springer-Verlag Berlin Heidelberg 2016

4.1 Einleitung

- Die SCD entsteht in den meisten Fällen durch eine homozygote Sichelzell-Mutation im Bereich der β-Hämoglobin Kette (HbSS). Die Mutation in beiden Allelen führt zu einem qualitativen Defekt des Hämoglobins, im Gegensatz zum quantitativen Defekt der Thalassämien
- Die Sichelzellanämie ist eine Multisystemerkrankung. Jedes Organ ist betroffen, was die Bezeichnung Sichelzellkrankheit gerechtfertigt. Akute und chronische Organschädigungen gehören zum Krankheitsbild
- Seltener beruht die SCD auf einer Compound-Heterozygotie. Dies bedeutet, dass eine heterozygote HbS-Mutation mit einer anderen Hämoglobinvariante gekoppelt ist, wie z. B. HbS/β+Thal, HbS/β°Thal, HbS/C. Die Ausprägung der Symptome kann je nach Misch-Hämoglobinopathie stark variieren. Zum Beispiel die Kombination HbS/α-Thalassämie zeigt einen eher besseren Krankheitsverlauf. Definitionsgemäß liegt der HbS-Anteil am Gesamthämoglobin bei einer SCD über 50 %
- Heterozygote HbS-Träger (HbS immer <50 %) ohne Kombination mit anderen Hämoglobinopathien und erythrozytären Krankheiten sind gesund. Sie zeigen keine oder nur eine milde Anämie, keine Vasookklusionen und keine erhöhte Infektneigung. Einzelfallberichte von Nierenkomplikationen (Papillennekrose), Komplikationen in Extremsituationen (Herz-Lungenmaschine) und unter bestimmten Umständen (Schwangerschaft, sportlicher Belastung) wurden publiziert, rechtfertigen aber nicht einen spezifischen medizinischen Betreuungsbedarf

4.2 Epidemiologie

- Häufigste Hämoglobinopathie weltweit
- Die Mutation im HbS bringt einen genetischen Vorteil mit sich: Schutz vor Malaria. Daher ist die Trägerfrequenz in Gebieten, wo Malaria endemisch ist (oder war), am höchsten (Selektion von Trägern mit HbS). In Äquatorialafrika sind 25–40 % der Bevölkerung heterozygote Anomalieträger
- SCD findet sich auch in Sizilien, Süditalien, Griechenland, Türkei, Nahen Osten und Indien
- Bei der schwarzen Bevölkerung Amerikas ist die Häufigkeit von HbS-Trägern 5–10 %

4.3 Ursache, Pathophysiologie und Pathogenese

- Normales adultes Hämoglobin (98 % HbA1) besteht aus 4 Globinketten: 2 α- und 2 β-Ketten
- HbS entsteht durch eine Punktmutation im Gen der β-Globinkette (Chromosom 11). Es kommt zu einer Aminosäurensubstitution an Position 6 der β-Globinkette: Glutaminsäure (hydrophil) wird durch Valin (hydrophob) ersetzt
- HbS im desoxygenierten Zustand ist schlecht löslich und führt zur Sichelung vom Erythrozyt. Zu Folgen der Sichelung (Vasookklusion und Anämie), ◻ Abb. 4.1
- Genetische und Umweltfaktoren beeinflussen den Phänotyp der Sichelzellkrankheit
  - z. B. eine gleichzeitig vererbte α-Thalassämie reduziert die hämolytische Aktivität, die Inzidenz von ATS und Ulcus cruris und hat wahrscheinlich eine günstige Auswirkung auf das Überleben (epidemiologische Daten von Indien)
  - Weitere genetische Faktoren, die an der Regulation von Folgendem beteiligt sind: vaskuläre Hämodynamik, Funktion der Endothelzellen, Membranproteine der Erythrozyten, Zytokinantwort spielen ebenfalls eine Rolle
  - Die Umweltfaktoren umfassen Infektionen, Klima, Ernährung, sozioökonomischer Status und Zugang zu medizinischer Behandlung. Es ist bekannt, dass Kälte, Dehydratation und sportliche Aktivität eine vasookklusive Krise auslösen können

Sichelung → Viskositätserhöhung

↓ ↓

Verkürzte Lebenszeit des Erythrozyt **Vasookklusion** mit Durchblutungsstörung

⇓ ⇑⇑

Hämolyse → freies Hb bindet NO → Vasokonstriktion der Kapillaren

⇓ → Endothelschaden (Entzündung)

Anämie

◻ **Abb. 4.1** Pathomechanismus von HbSS

4.4 Klinik

- Die Symptome beginnen ab dem 3.–4. Lebensmonat und zwar ab dem Zeitpunkt, wenn das fötale Hämoglobin (HbF) durch HbA ersetzt wird
- Große klinische Variabilität (► Abschn. 4.3)

Trias: Vasookklusive Krisen + hämolytische Anämie + funktionelle Asplenie

- Die Klinik variiert je nach Lebensphase, ◘ Tab. 4.1 gibt einen Übersicht

4.4.1 Akute vasookklusive Krise

- Schmerzkrise
  - Theoretisch können alle Gewebe betroffen sein. Am häufigsten ist es jedoch das Knochenmark: Schmerzkrisen im Bereich der knochenmarkhaltigen Knochen

◘ **Tab. 4.1** Alter und Klinik der SCD

Kleinkind	Schulkind	Adoleszent	Erwachsene
Hand-Fuß-Syndrom (selten >4 Jahre)	Vasookklusive Krise an langen Extremitätenknochen und Stammskelett	Vasookklusive Krise an langen Extremitätenknochen und Stammskelett	Niereninsuffizienz
Fulminante Infektion (z. B. Pneumokokken). (Cave: Risiko bleibt lebenslang)	ZNS-Infarkte mit unterschiedlicher klinischer Ausprägung	Ulcera cruri	Ulcera cruri
Milzsequestration (selten >6 Jahre)		Priapismus	Priapismus
		ZNS-Infarkte	Weitere chronische Organschäden (z. B. Retinopathie, pulmonale Hypertonie, Kardiomyopathie)

    - Die Schmerzen sind begleitet von mehr oder weniger lokalen Schwellungen, Fieber und CRP-Erhöhung (durch Zytokin-Ausschüttung). Säuglinge und Kleinkinder: häufig Hand-Fuß-Syndrom (Daktylitis) als erstes Zeichen von SCD. Die Schmerzkrise ist die häufigste Ursache für stationäre Aufnahmen
- ATS
    - Entspricht pulmonaler Sequestrationskrise. Alle Altersstufen betroffen. Sehr häufig vorausgegangene Schmerzkrise: in ca. 40–50 % ausgelöst durch Fettembolien aus dem Knochenmark. Weitere mögliche Ursachen: Hypoventilation im Rahmen einer Narkose (OP), Morphin-Therapie, Infekte, Lungenödem durch Überwässerung. Meistens ist die Ätiologie multifaktoriell
    - Klinik: Thoraxschmerzen mit T-Shirt-Ausbreitung, Fieber, Tachypnoe, Tachykardie, Abfall O_2-Sättigung. Husten ist spätes Symptom. Beim klassischen ATS rapider Abfall des Hb und der Thrombozyten
    - Röntgen: Beidseitige basale Konsolidierung. Die Mortalität ist hoch (ca. 1 % bei Kindern, 10 % bei Erwachsenen)
- Milzsequestration
    - Bei HbSS-Patienten (mit noch erhaltener Milzfunktion), meist Kinder <6 Jahre alt, bei Compound-Heterozygotie (Sichelzell-βThal, HbSC) auch bei Kindern, die älter als 5 Jahre sind möglich. Oft ausgelöst durch Infektion (z. B. Pneumokokken)
    - Klinik: Milz wird innert kurzer Zeit (Minuten bis Stunden) sehr groß, manchmal druckschmerzhaft, hypovolämischer Schock, Hb-Abfall >3 g/dl unter üblichem Wert für den Patienten (große Milzsequestration), ausgeprägte Retikulozytose, evtl. Thrombopenie. Hohe Mortalität: ist die 2.-häufigste Todesursache in der 1. Lebensdekade
- Stroke
    - Ohne Prävention kumulativ 11 % aller HbSS, HbSβ°Thal bis zum 20. Lebensjahr. Im Kindes- und Jugendalter dominieren ischämische Infarkte. Ursächlich sind progressive Veränderungen der intrakraniellen Gefäße (insbesondere Stenosen). Eine erhöhte Flussgeschwindigkeit in der TDS geht einher mit einem erhöhten Risiko für das Auftreten eines Strokes (jährlich liegt das Risiko bei 10 %)
    - Klinik: fokale motorische Ausfälle, Hemiparese, Bewusstseinstrübung, Sprach- oder Sehstörung. Auch silente Infarkte (unglücklicher Begriff, da mit zunehmendem Alter symptomatisch durch kognitive Einschränkung)
- Priapismus (>3 h)
    - Auch rezidivierende, kurze Episoden möglich (»stuttering priapism«). Patienten sollten vor Beginn der Pubertät darüber informiert und angewiesen werden spätestens bei einer Erektion von über 2 h eine Notfallstation zu besuchen. Bei Priapismus über 4 h droht Impotenz

4.4.2 Chronische Vasookklusion

- Im pädiatrischen Alter viele Symptome noch subklinisch
- HbSS als chronisches multisystemisches Krankheitsbild, ◘ Abb. 4.2
  - Proliferative Retinopathie
  - Subklinische Strokes (silent infarcts) mit kognitiven Defiziten, Konzentrationsstörungen und Schulschwierigkeiten
  - Osteonekrosen, Osteopenie
  - Pulmonale Hypertonie, Lungenfibrose, Kardiomyopathie
  - Ulcus cruris (ab 10. Lebensjahr)
  - Sichelzell-Nephropathie: schon im Kleinkindesalter zunehmende Hyposthenurie (schon ab 3 Jahre +/- Enuresis). Mit fortschreitender Nephropathie kommt es auch zu Papillennekrosen mit Mikro- und Makrohämaturie und zunehmender Proteinurie (bis zum nephrotischen

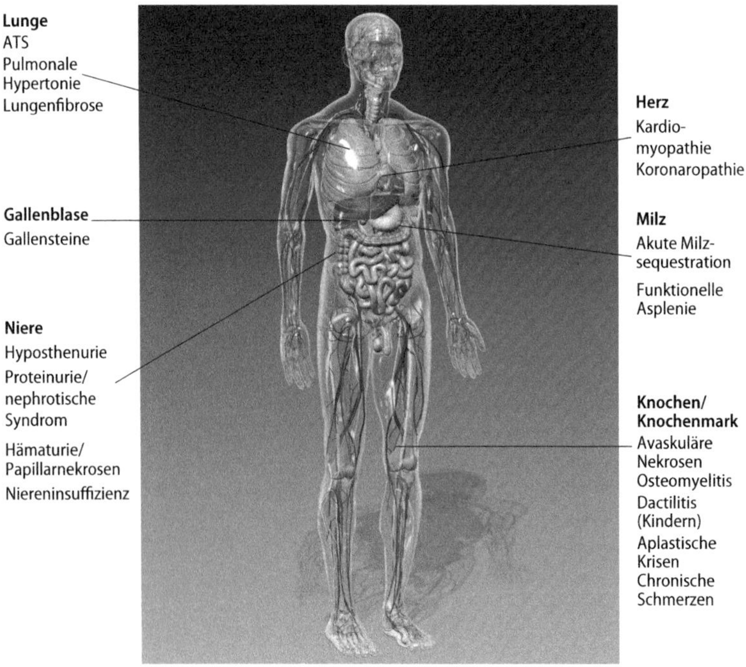

◘ **Abb. 4.2** Überblick Organschädigung bei Patienten mit SCD (Anatomisches Modell: © Sagittaria/fotolia.com, mit freundlicher Genehmigung)

Syndrom). Bis zu 1/3 der Patienten leiden an einem terminalen Nierenversagen. Cave: Wegen einer Überfunktion des proximalen Tubulus mit gesteigerter Kreatininausscheidung ist das Serumkreatinin kein guter Marker für die Nierenfunktion bei SCD-Patienten
- Funktionelle Asplenie: Durch chronisch-rezidivierende Milzinfarkte kommt es zur Zerstörung von Milzgewebe (Autosplenektomie). Bereits im Alter von 12 Monaten kann man szintigrafisch eine Einschränkung der Milzfunktion bei Patienten mit HbSS messen. Dies führt zu einem erhöhten Risiko für Infektionen mit bekapselten Bakterien (Pneumokokken, Meningokokken und Haemophilus influenzae). Deshalb sind Prophylaxe mit Penicillin und Impfungen empfohlen, ▶ Abschn. 4.7.

4.4.3 Hämolytische Anämie

- Klinik der chronischen hämolytischen Anämie: Gedeihstörung, Müdigkeit, Leistungsschwäche, Ikterus, Gallensteine (Pigmentsteine) mit akuten Bauchschmerzen meistens erst im Erwachsenalter, aber bereits im Alter von 2–4 Jahren möglich
- Die akute Anämie mit Tachykardie, Kopfschmerzen und Dyspnoe kann aufgrund einer aplastischen Krise (Parvovirus B19), Milzsequestration oder hämolytischen Krise auftreten

4.4.4 Funktionelle Asplenie

- Infektionsneigung vor allem im Kleinkindesalter
- Patienten mit SCD haben aufgrund der funktionellen Asplenie ein erhöhtes Risiko für akut lebensbedrohliche invasive Infektionen mit bekapselten Erregern
- Sehr hohes Risiko für Pneumokokken-Sepsis und Salmonellen-Osteomyelitis
- Infektionen können hämolytische und vasookklusive Krisen auslösen
- Auch banale virale Infekte (Grippe) verlaufen häufig schwerer bei SCD-Patienten, es kann eher zu Superinfektionen kommen
- Cave: Fieber und CRP-Erhöhung bei Schmerzkrise sind mit gleichzeitiger Infektion nicht gleichbedeutend
- Die Differenzialdiagnose zwischen Schmerzkrise und Osteomyelitis kann sehr schwierig sein

4.5 Diagnostik

- Normozytäre, normochrome Anämie, häufig Leukozytose, mit Hämolysezeichen: erhöhte Retikulozytenzahl, indirektes Bilirubin, LDH und ASAT
- Der Sichelung-Test wird nur noch selten durchgeführt (Erythrozyten werden auf einen Objektträger gegeben, mit einem Deckglas bedeckt und die Ränder mit Nagellack luftdicht verschlossen → Sichelung durch O_2-Mangel)
- Direkter Nachweis der Hämoglobinopathie mittels Hb-Elektrophorese oder HPLC
- Bei Compound-Heterozygotie mit β-Thalassämie kann eine Sequenzierung der β-Globin-Gene indiziert sein. (Differenzierung zwischen HbS/β+Thal und HbS/β°Thal)
- In gewissen Ländern existiert ein Neugeborenenscreening (Nordamerika, einige europäische Länder,). Grund für Screening: Vorbeugen auf Grund von Kenntnissen der SCD. Die Erstmanifestation einer SCD kann bereits lebensbedrohlich sein, frühe Schulung der Eltern, Infektionsprophylaxe
- Bei Bestätigung einer SCD sollte ein Diagnostik-Plan erarbeitet werden. Richtlinien findet man z. B. unter AWMF-Leitlinie 025/016 (http://www.awmf.org/leitlinien/aktuelle-leitlinien.html)
  Als Beispiel:
  - Einmalig G6DH-Aktivität und Erythrozyten-Antigene (mit Kell, Duffy usw.)
  - Familientypisierung (► Abschn. 4.7.1, HSZT)
  - TDS: zur Einschätzung des Stroke-Risikos 1-mal/Jahr
  - Ophthalmologische Untersuchung (Retinopathie): 1-mal/Jahr ab 10 Jahren

4.6 Differenzialdiagnosen

- Hämolytische Anämien (korpuskulär, extrakorpuskulär), ► Kap. 10, ► Kap. 11, ► Kap. 12
- Reiseanamnese: Malaria
- Bei Schmerzkrisen: Lange Differenzialdiagnosen-Liste in Abhängigkeit vom betroffenen Organ. Die Abgrenzung einer Osteomyelitis von einer Schmerzkrise kann erhebliche Probleme bereiten. Schmerzkrisen sind aber etwa 50-mal häufiger als Osteomyelitiden
- Differenzialdiagnose eines Hb-Abfalls bei SCD-Patienten
  - Akut: Milz- oder Lebersequestration, hämolytische Krise, aplastische Krise, verzögerte hämolytische Transfusionsreaktion
  - Langsam progredient: Folsäure-, Eisenmangel, renale Anämie

4.7 Therapie

Die Therapie unterteilt sich in:
1. Behandlung der Grundkrankheit zur Prävention akuter Ereignisse und chronischer Organschäden
2. Behandlung akuter Ereignisse (vasookklusive Krisen, Hämoglobin-Abfall, Infektionskrankheiten)

4.7.1 Behandlung der Grundkrankheit

Hämatopoetische Stammzelltransplantation

- Die einzige derzeit verfügbare, potenziell kurative Behandlung für die SCD ist die HSZT. Am meisten Erfahrung hat man mit HLA-identischen Familienspendern, d. h. mit gesunden kompatiblen Geschwistern. Bei Vorhandensein eines solchen Spenders stellt die HSZT den »Standard of care« dar. Der Erfolg liegt bei etwa 90 %, Hauptkomplikation ist die chronische GVHD und die transplantationsabhängige Mortalität. Die Diagnose SCD ist unabhängig von der klinischen Ausprägung eine Indikation zur Durchführung einer HSZT. Idealer Zeitpunkt für die HSZT ist das Kleinkindesalter
- Eine Einschränkung der SCD ist jedoch der Mangel an geeigneten Spendern. Fremdspender-HSZT sind noch seltener, da die betroffenen ethnischen Gruppen in der Spenderdatei unterrepräsentiert sind. Alternative Spender (HLA-nichtidentische Verwandte, Nabelschnurblut) und weniger toxische Konditionierungstherapien werden aktuell evaluiert. Unverwandte Nabelschnur-Transplantationen zeigen bisher eine hohe Abstoßungsrate (ca. 50 %), vielversprechender ist momentan die haploidentische HSZT mit einem Elternteil als Spender

Hydroxyurea (Hydroxycarbamid)

- Ist ein Ribonukleotidreduktase-Inhibitor, der ausgewählte Zellen im Knochenmark abtötet und so die Anzahl der HbF-produzierenden Erythroblasten (kernhaltige rote Blutzellen) erhöht, es wird also die fötale Blutbildung stimuliert. Es ist länger bekannt, dass ein hoher Spiegel des fötalen Hämoglobins (HbF) gegen die klinischen Folgen der SCD schützt. Weitere Wirkmechanismen sind beschrieben worden
- Durch eine Therapie mit HU lässt sich Folgendes auch beim Kleinkind (Referenz BABY HUG Studie) signifikant reduzieren
  - ATS
  - Erforderlichkeit von Transfusionen (dank verminderter Hämolyseaktivität)

- Krankenhauseinweisungen
- Schmerzkrisen
- Mortalität

- HU erniedrigt bei Kindern mit SCD außerdem die durch TDS ermittelte Blutflussgeschwindigkeit (TWiTCH-Studie), d. h. primäre Prophylaxe von Schlaganfällen. HU ist aber im Vergleich mit einer Transfusionstherapie bei der Prävention von rezidivierenden Schlaganfällen weniger effektiv (SWiTCH-Studie), d. h. sekundäre Prophylaxe
- Dosis: Start 15 mg/kg KG/Tag, maximal 35 mg/kg KG/Tag mit der Notwendigkeit, Patienten regelmäßig klinisch und im Labor zu kontrollieren

Indikation zur Behandlung mit HU

- Stattgefundenes ATS
- Europa: Zustand nach schmerzhafter vasookklusiver Krise, zugelassen ab vollendetem 2. Lebensjahr
- USA: Die neuen Leitlinien empfehlen HU unabhängig vom Schweregrad der SCD, bei allen Kindern ab 9 Monaten (basierend u. a. auf der BABY-HUG Studie)

- Es sind jedoch noch nicht alle Fragen in Bezug auf den langfristigen Nutzen einer Behandlung mit HU bei Patienten mit SCD geklärt. Nebenwirkungsprofil bei Kindern ist ähnlich wie bei Erwachsenen (Immunsuppression, Myelosuppression, Hautveränderungen, Azoospermie), bis jetzt wurde kein negativer Einfluss auf Wachstum und Entwicklung nachgewiesen. Auch konnte kein erhöhtes Risiko für maligne Erkrankungen festgestellt werden. HU ist teratogen. Frauen müssen verhüten. Postpubertären Männern kann eine Spermien-Kryopräservierung angeboten werden

Chronisches Transfusionsprogramm

Die Bluttransfusionstherapie ist ein Standard-Verfahren in der Behandlung der SCD. Sie ermöglicht die effektive Prävention einer Reihe von Komplikationen. Ihre Wirkung beruht auf dem Angebot und der Erhöhung der HbA-Konzentration (bessere Oxygenierung) und der Verringerung des Anteils an HbS im Blut. Ziel ist ein HbS-Anteil <30 %.

- Kinder werden chronische Transfusionsprogramme seltener angeboten als Jugendlichen und Erwachsenen
- Verschiedene Studien haben gezeigt, dass ein chronisches Transfusionsprogramm bei Patienten mit vorausgegangenem Infarkt das Risiko eines Infarkt-Rezidives drastisch reduziert und bei Patienten mit einer pathologischen TDS das Risiko in der Folgezeit einen Infarkt zu erleiden um 92 % reduziert

Indikationen für ein chronisches Transfusionsprogramm
- Herzversagen
- Prophylaxe von rezidivierenden Schlaganfällen
- Prophylaxe von Schlaganfällen bei abnormaler Blutflussgeschwindigkeit bei der TDS
- Chronische pulmonale Hypertonie (kein Ansprechen auf sonstige Behandlung)
- Schwere rezidivierende Gefäßverschlusskrisen (kein Ansprechen auf HU)

- Regelmäßige Bluttransfusionen gehen einher mit 3 schwerwiegenden Problemen: Alloimmunisierung, Eisenüberladung und Risiko der Übertragung von Infektionskrankheiten
  - Alloimmunisierung: Mindestens 30 % entwickeln Alloantikörper (unterschiedliche ethnische Gruppen bei Spenderpool und Patient). Transfusionen sollten nicht nur ABO- und Rhesus-Gruppe gematched sein, sondern auch Kell, und wenn möglich bei elektiven Transfusionen Duffy, Kidd, MNS, (Lewis)
  - Eisenüberladung: schon ab 10–20 Bluttransfusionen. Cave: Ferritin ist wie bei anderen Krankheiten als Indikator für Eisenüberladung wenig aussagekräftig. Dazu kommt, dass die chronische Entzündung bei SCD die Ferritin-Konzentration erhöht. Patienten mit regelmäßiger Bluttransfusion sollten mit einem Eisenbindner (Eisenchelator) behandelt werden. Es stehen orale (Deferasirox) und parenterale (Desferoxamin) Chelatoren zur Verfügung.

4.7.2 Behandlung der akuten Ereignisse (vasookklusive Krise, Hämoglobin-Abfall, Infektionen)

Der Patient sollte einen Notfall-Ausweis immer bei sich haben.

Akute vasookklusive Krise

1. Hydrierung: 1–1,5× Erhaltungsbedarf oral oder intravenös. (Cave: keine Hyperhydrierung bei Verdacht auf ATS) Sauerstoffgabe, Alkalisierung oder Bluttransfusion sind nur in Ausnahmen indiziert
2. Analgetika: Schmerzbehandlung nach WHO-Stufenschema. Morphinderivate sind bei mittelschweren und schweren Schmerzen geeignet. (Cave: dem Patienten die Schmerzen glauben und ausreichend therapieren)
3. Therapie der auslösenden Faktoren, z. B. Infektionskrankheiten

4. Prävention vor vasookklusiven Krisen: Risikofaktoren meiden; Dehydratation kann mit einer Trinkmenge von etwa 1.500 ml/m²/Tag vermieden werden. Cave: Durch die Hyposthenurie sind Patienten mit SCD besonders gefährdet. Meiden von exzessivem Alkohol (wirkt diuretisch), Höhen ab >2.000 m (relevante Abnahme des Sauerstoffpartialdrucks), Unterkühlung (Cave: beim Schwimmen), langen Flugreisen (trockene Luft, Sauerstoffpartialdruck entspricht circa 2.400 m Höhe), schweren Arbeiten und exzessivem Sport (Azidose)
   - Hydroxyurea und Transfusionsprogramm mit Hämatologen erwägen bei sich wiederholenden Schmerzkrisen

Spezielle vasookklusive Ereignisse

Milzsequestration

- Therapie auf der Intensivstation: Volumengabe und sofortige Bluttransfusion. Durch die Transfusion kommt es zur Re-Mobilisierung von sequestrierten Erythrozyten. Cave: Zu hohes Hb (>10 g/dl) erhöht die Blutviskosität mit Risiko von Hirninfarkten. Bluttransfusionen in kleinen Portionen von 5 ml/kg KG geben mit Hb Kontrollen. Maximale Menge einer Bluttransfusion: 10–15 ml/kg KG
- Amoxicillin (mit Clavulansäure) i.v. (nach Abnahme von Blutkulturen)
- Splenektomie nach 1. schwerer Milzsequestration indiziert, spätestens nach 2 (nicht lebensbedrohlichen) Ereignissen, da hohes Rezidivrisiko
- Durch das Erlernen und der täglichen Anwendung der korrekten Milzpalpation durch die Eltern konnte die Letalität der Milzsequestration deutlich verringert werden

ATS

- O_2-Gabe bei Hypoxämie, vorsichtige i.v.-Hydrierung, Analgetika
- Antibiotika: Amoxicillin (mit Clavulansäure) i.v. + Clarithromycin p. o. oder i.v.
- Atemgymnastik, bei Bronchospasmus: Inhalation von Bronchodilatatoren
- Frühzeitige Bluttransfusion
- Keine Indikation für Antikoagulation
- HU ist nach 1. ATS indiziert.

Stroke

- Sofortige partielle Austauschtransfusion, um HbS auf <30 % zu senken und das Ausmaß der zerebralen Nekrosen zu minimieren

Priapismus

- Maßnahmen durch den Patienten: Miktion, orale Analgetika, warmes Bad
- In der Notaufnahme: Etilefrin p. o. (wenn Priapismus <3 h), Analgetika i.v., Hydrierung i.v., Blasenkatheter
- Wenn Priapismus >3 h: urologische Maßnahmen (Punktion des Penis durch Urologen und Aspiration von Blut und Infiltration mit Adrenalin)

Anämie

- Indikation zur sofortigen Transfusion
  - Vor größeren operativen Eingriffen (Narkosedauer über 15 h) mit Ziel-Hb 10 g/dl (bei komplexen Eingriffe auch Austauschtransfusion mit Ziel HbS-Konzentration unter 30 % zu senken). Kompatibles Blut im Voraus bestellen
  - Bei symptomatischer Anämie z. B. im Rahmen einer aplastischen Krise (Parvovirus B19)
  - Bei Milzsequestration
  - Beim ATS und Schlaganfall (Austauschtransfusion)

Faustregel: 3,5 ml/kg KG Erythrozytenkonzentrat heben den Hb-Wert um ca. 1 g/dl

- Eine Langzeittherapie mit HU kann den Hb-Wert um durchschnittlich 0,6 g/dl anheben (HbF-Anstieg)
- Der gesteigerte Folsäurebedarf ist bei ausgewogener Ernährung relativ indiziert (individueller Entscheid)

Infekt

- Bei Verdacht auf bakteriellen Infekt: Antibiotika mit Wirkspektrum gegen Staphylococcus pneumoniae und Haemophilus influenzae und evtl. gegen Salmonellen (Ciprofloxacin)
- Cave: Eine stationäre Behandlung von Patienten mit SCD und Fieber ist stets gerechtfertigt. Salmonellen- und Pneumokokkensepsis bei Sichelzellpatienten: Mortalität ca. 25 %. Häufig Multiorganversagen
- Bei Fieber unklarer Ursache: alle Kinder, die jünger als 5 Jahre sind, auch bei gutem Allgemeinzustand, und alle älteren Patienten, die krank wirken: Amoxicillin (mit Clavulansäure) oder Meropenem i.v. Cave: Ceftriaxon führt in seltenen Fällen zu schweren antikörpervermittelten Hämolysen, besonders bei Patienten mit hämolytischer Grunderkrankung
- Bei respiratorischer Symptomatik sollte die Antibiotikumtherapie durch ein Makrolid-Antibiotikum ergänzt werden
- Patienten mit einer Salmonellen-Enteritis sollten wegen dem Risiko einer invasiven Erkrankung behandelt werden

Tab. 4.2 Impfungen bei SCD

Impfung	Wann
Diphtherie, Tetanus, Pertussis, Poliomyelitis, Haemophilus influenzae, Mumps, Masern, Röteln, Hepatitis A und B	Standard-Impfplan
Influenza-Impfung ab 6. Lebensmonat	Jährlich
Konjugat Pneumokokken-Impfstoff	Ab 2. Lebensmonat (2 Dosen)
Polysaccharid Pneumokokken-Impfstoff	2. Geburtstag (1 Dosis)
Konjugat Meningokokken-Impfstoff	Ab 1. Geburtstag und Boost alle 5 Jahre

- Bei Verdacht auf Osteomyelitis sollte ein Erregernachweis früh angestrebt werden. Bei empirischer Therapie müssen Salmonellen berücksichtigt werden. Behandlungsdauer mindestens 4 Wochen
- Impfungen sind aufgrund der funktionellen Asplenie obligatorisch (Tab. 4.2)
- Antibiotikum-Prophylaxe: ermöglicht das Risiko invasiver Pneumokokkeninfektionen um über 80 % zu mindern. Bei Penicillin-Allergie: Erythromycin

Empfohlene Dosis Penicillinprophylaxe

- 3. Monat bis 3. Jahr 2×200.000 IU (=2×125 mg) pro Tag
- 3–5 Jahre 2×400.000 IU (=2×250 mg) pro Tag
- >5 Jahre: keine Daten, kein Konsens. Risiko einer OPSI aber noch vorhanden

4.8 Prognose

- Lebenserwartung stark abhängig von der medizinischen Versorgung
- Die konsequente Betreuung von Patienten mit SCD, die supportiven Therapien und die Einführung von Hydroxyurea haben zu einer deutlich günstigeren Prognose und einer erheblich verlängerten Lebenserwartung beigetragen. Patienten mit SCD werden im Median 42 (Männer) bzw. 48 (Frauen) Jahre alt. 94 % der Patienten erreichen das Erwachsenenalter (Industrieländer)

- Um eine Familienplanung durchzuführen, sollte eine genetische Beratung angeboten werden mit Abklärung auf Anwesenheit von HbS bei allen Familienmitgliedern

4.9 Zukunft

- Haploidentische HSZT: Die SZT mit HLA-nichtidentischen Verwandten wird untersucht
- Verschiedene Forschergruppen untersuchen die Gentherapie für Hämoglobinopathien

4.10 Zusammenfassung

- SCD ist eine Multiorganerkrankung
- Hohe inter- und intraindividuelle Variabilität in der klinischen Ausprägung der Krankheit
- Im Kindesalter imponieren vor allem die akuten Beschwerden
- Im Erwachsenalter zeigen sich chronische Organschädigungen
- Patienten sollten interdisziplinär begleitet werden (hämatologisches Zentrum mit den verschiedenen Disziplinen und Hausarzt)

Referenzen

SWiTCH- Studie

Ware RE, Helms RW (2012) SWiTCH Investigators. Stroke With Transfusions Changing to Hydroxyurea (SWiTCH). Blood119:3925–32

Ware RE, Schultz WH, Yovetich N (2011) Stroke With Transfusions Changing to Hydroxyurea (SWiTCH): a phase III randomized clinical trial for treatment of children with sickle cell anemia, stroke, and iron overload. Pediatr Blood Cancer 57:1011–7

TWiTCH- Studie

Aygun B, Wruck LM, Schultz WH (2012) Chronic transfusion practices for prevention of primary stroke in children with sickle cell anemia and abnormal TCD velocities. Am J Hematol 87:428–30

BABY-HUG-Studie

Wang WC, Ware RE, Miller ST (2011) Hydroxycarbamide in very young children with sickle-cell anaemia: a multicentre, randomised, controlled trial (BABY HUG). Lancet 377:1663–72

Thalassämien

Th. Kühne

Th. Kühne, A. Schifferli, *Kompendium Kinderhämatologie*,
DOI 10.1007/978-3-662-48103-5_5, © Springer-Verlag Berlin Heidelberg 2016

5.1 Einleitung

- Die Thalassämien stellen eine heterogene Gruppe von angeborenen Krankheiten dar, die oft autosomal-rezessiv vererbt werden
- Unterschiedlich stark ausgeprägte hypochrome mikrozytäre Anämie (Differenzialdiagnose: Eisenmangel), die durch eine verminderte oder fehlende Synthese einer oder mehrerer Polypeptidketten des Hämoglobins (Globinketten) verursacht wird
- Da bei den Thalassämien verschiedene Globinketten betroffen sein können, gibt es verschiedene Arten von Thalassämien mit charakteristischen klinischen und biochemischen Eigenschaften
- Die häufigsten Thalassämien werden durch mutierte Gene verursacht, die die Synthese der α- und β-Globinketten des HbA betreffen und deshalb α- und β-Thalassämie genannt werden
- Der klinische Schweregrad der Thalassämien hängt unter anderem von der Art der Mutation und vom Ausmaß der Inaktivität des oder der für die Globinkette(n) kodierenden Gens oder Gene ab
- Im Gegensatz zu den 2 Allelen der β-Globinkette gibt es für die α-Globinkette 2 genetische Loci und somit 4 Allele (α-Globingene). Je mehr Gene inaktiv (mutiert) sind, desto schwerer ist der klinische Grad der Ausprägung (Phänotyp), d. h. normal ist αα/αα und der höchste Schweregrad der α-Thalassämie ist eine Inaktivität aller 4 α-Globingene (--/--), was mit dem Leben nicht vereinbar ist (Totgeburt, Hydrops fetalis)

5.2 Physiologie

- Die Hämoglobinsynthese und deren Regulation ändern sich während der Entwicklung des Organismus und zeigen spezifische Eigenschaften während der Embryo- und Fetogenese (◘ Tab. 5.1)
- Um die Geburt kommt es zu raschen Änderungen der verschiedenen Hämoglobine. Das fetale Hämoglobin fällt rasch ab und verschwindet während des 1. Lebensjahres oder bleibt je nach genetischer Prädisposition (Polymorphismus) in geringen Mengen lebenslang nachweisbar, während das adulte Hämoglobin HbA rasch ansteigt
- Da die α-Globinketten Bestandteil sowohl des fetalen, als auch des adulten Hämoglobins sind, kann sich eine schwere Form der α-Thalassämie bereits intrauterin manifestieren, während die schwere β-Thalassämie sich erst in der Regel Ende des 1. und während des 2. Lebensjahrs zeigt, da β-Globinketten erst nach der Geburt in genügenden Mengen gebildet werden

Tab. 5.1 Altersverteilung der Hämoglobine

Hämoglobin-Ketten	Embryonales Hb (bis 10.–12. Schwangerschaftswoche	Hb des Fötus/Säugling	Hb des Erwachsenen
HbA1		Nimmt rasch zu nach Geburt	97–98,5 %
HbA2			1,5–3 %
HbF		50–95 %, nimmt rasch ab nach Geburt	0–0,5 %
Hb Gower I	Embryonales Hb	0 %	0 %
Hb Gower II	Embryonales Hb	0 %	0 %
Hb Portland	Embryonales Hb	0 %	0 %

Tab. 5.2 Physiologisch vorkommende Hämoglobine

Hämoglobin (jeweils 4 Globinketten)	Globinketten
HbA1	$\alpha_2\beta_2$
HbA2	$\alpha_2\delta_2$
HbF	$\alpha_2\gamma_2$
Hb Gower I	$\zeta_2\varepsilon_2$
Hb Gower II	$\alpha_2\varepsilon_2$
Hb Portland	$\zeta_2\gamma_2$

- Das Hämoglobin-Molekül ist ein Eiweiß mit einer Tetramer-Struktur, es besteht aus 2 Paaren von Globinketten, also insgesamt 4 Globinketten mit einem Häm-Molekül an jeder dieser Kette. Im Zentrum des Häm-Moleküls befindet sich 1 Eisen-Ion (Fe^{2+}), das der Bindungsstelle für den Sauerstoff dient. Ein Hämoglobin-Molekül kann also 4 Sauerstoffmoleküle binden
- Die Gene, die für die β-, δ-, γ-, ε-Globinketten kodieren, liegen auf dem Chromosom 11 und jene für die α- und ζ-Globinketten auf dem Chromosom 16 (Tab. 5.2)

5.3 Epidemiologie

- Die Epidemiologie der Thalassämien ist charakteristisch und hat sich im Laufe von Jahrtausenden auf Grund von Selektionskriterien etabliert, vor allem in Gegenden wo einst und heute Malaria vorherrschend ist. Individuen mit leichter Thalassämie sind auf Grund ihrer erhöhten Blutbildung (hyperregeneratorische Anämie) stärker vor Malaria geschützt. Deshalb kommen die α- und β-Thalassämien vor allem in ehemaligen und aktuellen Malaria-Endemiegebieten vor: Mittelmeerländer (α-Thalassämie weniger häufig), Afrika, Südost-Asien und Indien
- Auf Grund der Migration muss stets an die Möglichkeit von Compound-Heterozygotie gedacht werden
- Auf Grund der Süd-Nord Migration nimmt die Anzahl an Trägern oder Patienten mit Thalassämien in Europa stetig zu

5.4 Klassifikation

- Klinische Klassifikation: Thalassämien können je nach Transfusionsabhängigkeit klinisch in Thalassaemia major, intermedia und minor klassifiziert werden. Diese Klassifikation wird bei der β-Thalassämie angewendet. Bei der Thalassaemia major (auch Cooley's Anemia genannt) handelt es sich meistens um eine homozygote oder Compound-heterozygote β-Thalassämie
- Genetische Klassifikation: Je nach betroffener Globinkette spricht man von α- oder β-Thalassämie. Thalassämien sind in der Regel autosomal-rezessive Erbkrankheiten. Bei der β-Thalassämie werden heterozygote von homozygoten Thalassämien unterschieden, und bei der α-Thalassämie α^+-Thalassämien (-α/αα) und α^0-Thalassämien (--/αα)

5.5 α-Thalassämie

5.5.1 Pathophysiologie

- Der α-Thalassämie liegt eine Synthesestörung der α-Globinketten zu Grunde (◘ Tab. 5.3). Die fehlenden α-Globinketten führen zu einem Überschuss an β- und γ-Globinketten und damit zu Homotetrameren β_4 (instabiles HbH) und γ_4 (Hb Bart's). Hb Bart's und HbH zeigen keine Funktion des Sauerstofftransports und unterscheiden sich vom HbA in der Löslichkeit, weshalb sie im Überschuss vorhanden sind, die Erythrozytenmembran zer-

Tab. 5.3 Pathologische Hämoglobine (α-Thalassämie)

Hämoglobin (4 Globinketten)	Globinketten
HbH	β_4
Hb Barts	γ_4

Tab. 5.4 α-Thalassämien

Genotyp (Allele)	Genotyp	Phänotyp
-α/αα	Heterozygote α^+-Thalassämie	α-Thalassaemia minima
--/αα	Heterozygote α^0-Thalassämie	α-Thalassaemia minor
-α/-α	Homozygote α^+-Thalassämie	α-Thalassaemia minor
--/-α	Compound-heterozygote α^+/α^0-Thalassämie	HbH-Krankheit
--/--	Homozygote α°-Thalassämie	Hb Bart's

Cave: »major«, »intermedia« und »minor« beschreiben den klinischen Phänotyp und sind mit dem Genotyp nicht immer korreliert

stören und folglich zu Hämolyse führen. Je höher die Zahl der funktionierenden α-Globingene ist, desto geringer das klinische Zustandsbild

- Die α-Thalassämie entwickelt sich oft unmittelbar nach Geburt, kann sich aber auch beim Hb Bart's als Hydrops fetalis während der Schwangerschaft zeigen (im Gegensatz zur homozygoten β-Thalassämie, die erst im Laufe des 1. oder des 2. Lebensjahres symptomatisch wird)
- Das Vorhandensein einer milden α-Thalassämie kann das klinische Zustandsbild bei gleichzeitigem Vorhandensein einer anderen Hämoglobinopathie (β-Thalassämie oder Sichelzellanämie) positiv beeinflussen (Reduktion des α-Globinketten-Überschusses bei der β-Thalassämie und Reduktion des HbS bei Sichelzellanämie)
- Verschiedene Formen (Genotypen und Phänotypen) sind möglich (Tab. 5.4)

5.5.2 Klinik

- α-Thalassaemia minima
  - Keine klinischen Symptome
  - Oft milde Mikrozytose und Hypochromasie
  - Das Hämoglobin ist normal oder leicht vermindert
- α-Thalassaemia minor
  - Keine klinischen Symptome
  - Milde hypochrome, mikrozytäre Anämie, unterschiedlich stark ausgeprägt
- HbH-Krankheit
  - Mikrozytäre, hypochrome Anämie im Neugeborenenalter (oft starke Anisozytose, Poikilozytose und Targetzellen)
  - Hämolyse im späteren Kindes- und Erwachsenenalter
  - Oft Hepatosplenomegalie
  - Hämolytische und aplastische Krisen nach Infektionskrankheiten
  - Kardiale Probleme und Gallensteine im Erwachsenenalter
  - Das HbH ist instabil und kann mit relativ einfachen Methoden nachgewiesen werden (Färbung und Präzipitation durch Brilliantkresylblau, Hämoglobinelektrophorese)
- Homozygote α°-Thalassämie (Hb Bart's)
  - Schwere pränatale Anämie, die zum intrauterinen Tod bei Hydrops fetalis und Aszites führen kann. Die schwere Anämie führt zu schwerem Sauerstoffmangel mit Gewebeschädigung und Durchlässigkeit der Gefäße mit generalisiertem Ödem und Aszites. Oft starke Lebervergrößerung
  - Das Hämoglobin besteht vor allem aus γ_4-Tetrameren und wenig β_4-Tetrameren, das HbF und HbA fehlen

5.5.3 Diagnostik

- HbH-Krankheit und Hb Bart's sind relativ einfach nachzuweisen. Schwieriger ist der Nachweis der α-Thalassämie mit mehr als einem funktionierenden α-Globingen
- Bei der Diagnose der α-Thalassämie ist der genetische Nachweis (DNA-Analyse) zwingend
- Die Krankheit beeinflussende Begleiterkrankungen sollten ausgeschlossen werden (andere Hämoglobinopathien, Erkrankungen der Erythrozytenenzyme, z. B. G6PD-Mangel)

5.5.4 Therapie

- Hb Bart's erfordert die pränatale Diagnose. Es ist eine intrauterine Transfusion notwendig. Postnatal sind dieselben therapeutischen Prinzipien anzuwenden wie bei der β-Thalassämie
- HbH: sehr variable Klinik, oft milde Klinik ohne Notwendigkeit einer spezifischen Therapie. Hämolytische oder aplastische Krisen müssen jedoch behandelt werden (Transfusionen)
- Splenektomie bei starker Milzvergrößerung (► Abschn. 5.6.4)
- Eventuell HSZT bei Hb Bart's
- Folsäure (Folsäuremangel durch erhöhte Blutbildung)
- Minima- und Minorformen der α-Thalassämie: keine Therapie notwendig

5.6 β-Thalassämie

5.6.1 Pathophysiologie

- Auf Grund der Mutation des Gens, das für β-Globinketten kodiert, kommt es je nach Grad der Inaktivierung des Gens zu einer reduzierten oder sogar fehlenden Synthese der β-Globinketten. Bei der β^0-Thalassämie werden keine β-Globinketten gebildet (Thalassämie major) und bei der β^+-Thalassämie können β-Globinketten gebildet werden (unter der Norm, aber nicht 0)
- Das Fehlen der β-Globinketten bei homozygoter β-Thalassämie führt zu einer verminderten Hämoglobinsynthese. Gleichzeitig kommt es zu einem Überschuss vor allem an α-, aber auch an γ- und δ-Globinketten, die schlussendlich zu einer ineffektiven Blutbildung mit instabilen Erythrozyten führen, die bereits im Knochenmark hämolysieren
- Die Anämie bei der homozygoten β-Thalassämie ist schwer, es besteht ein lebenslanger regelmäßiger Transfusionsbedarf
- Es kommt zu einer erythroiden Hyperplasie bei erhöhtem Erythropoietin, die zu Deformitäten der Knochen führt und das typische Gesicht von Patienten mit homozygoter β-Thalassämie verursacht
- Es kommt zu erhöhter Eisenresorption im Darm, die zusammen mit den regelmäßigen Bluttransfusionen zu einer Eisenüberladung führen. Die Eisenüberladung führt unbehandelt zum Tode, klinisch bedeutsam sind vor allem die Zerstörung des Herzmuskels (Kardiomyopathie), der Leber (Leberfibrose) und der endokrinen Organe (Unterfunktion der entsprechenden Drüsen)

5.6.2 Klinik

- Thalassaemia major
  - Anämie-Symptome, oft bereits im 1. Lebensjahr (Blässe, Müdigkeit, Trinkschwäche, Tachykardie) und Symptome der Hämolyse (Ikterus), Vergrößerung der Leber und der Milz (Hepatosplenomegalie)
  - Gedeihstörung
  - Hypochrome mikrozytäre Anämie, Hämolyse (oft geringgradig)
  - Eisenüberladung (erhöhte Eisenresorption im Darm und Eisen aus Bluttransfusionen)
  - Wenn die Kinder ungenügend oder nicht behandelt werden, kommt es zu massiven Knochendeformitäten (vor allem im Gesicht sichtbar), Infektionskrankheiten, Gedeihstörung und schließlich zum Tod
- Thalassaemia intermedia
  - Genetisch können verschiedene Krankheiten diagnostiziert werden: homozygote β+-Thalassämie (mit hoher Restaktivität des β-Globingens), heterozygote β-Thalassämie und Compound-heterozygote β-Thalassämie
  - Es zeigen sich Symptome, die während längerer Zeit unbehandelt zu ähnlichen Symptomen wie bei Thalassaemia major führen
  - Es können auch andere Symptome auftreten: Thrombosen, Geschwüre, Gallensteine, Bluthochdruck in den Lungengefäßen (pulmonale Hypertension), Tumore auf Grund der Blutbildung außerhalb des Knochenmarks
  - Das klinische Zustandsbild der Patienten ist sehr variabel und reicht von milden Symptomen bis ins Erwachsenenalter zu schweren Anämien schon im Kleinkindesalter
  - Die klinische Herausforderung besteht darin, den Einsatz von regelmäßigen Transfusionen rechtzeitig zu erkennen, um die der Thalassaemia major ähnlichen Symptome zu verhindern (ineffektive Blutbildung mit hyperplastischer Blutbildung und Knochendeformitäten, Gedeihstörung, Leistungsreduktion, Eisenüberladung, auch ohne Transfusion)
  - Die Entscheidung zur Transfusion ist von den klinischen Symptomen abhängig, weniger vom Hämoglobinwert
  - Eine spontane Verbesserung tritt nicht auf
  - Patienten mit Thalassaemia intermedia sollten in regelmäßiger ärztlicher Kontrolle stehen. Bei ihnen besteht das Risiko des Verpassens rechtzeitiger Therapie, um die für die Thalassämie typischen Symptome zu verhindern
- Thalassaemia minor
  - Oft heterozygote Träger einer Mutation im β-Globingen
  - Oft keine oder milde Anämie-Symptome

- Im Blutbild zeigt sich oft eine ausgeprägte Mikrozytose und eine Hypochromie
- Manchmal kann gleichzeitig ein Eisenmangel bestehen, der wie bei anderen Patienten behandelt werden sollte (Eisensubstitution)
- Klinisch besteht eine normale Lebenserwartung
- Genetische Beratung der betroffenen Individuen

5.6.3 Diagnostik

- Anamnese (Familienanamnese, Herkunft)
- Klinik (Anämie-Symptome, Gedeihstörung, Hepatosplenomegalie
- Blutbild (mikrozytäre hypochrome Anämie, Anisozytose, Poikilozytose, Targetzellen und Normoblasten
- Hämoglobinanalyse mit Hämoglobin-Elektrophorese (stark erhöhtes HbF, oft erhöhtes HbA2 bei β-Thalassämie) zum Nachweis der Thalassämie und zum Nachweis allfälliger zusätzlicher Mutationen (Compound-Heterozygotie)
- DNA-Analyse (Nachweis der Thalassämie-spezifischen Mutation, Bedeutung bei genetischer Beratung)
- Abklärung der Familienmitglieder auf Thalassämie
- Eisen, Ferritin, Transferrinsättigung, eventuell Zinkprotoporphyrin
- Die Diagnostik der Eisenüberladung ist komplex. Ferritin ist ein schlechter Indikator der Eisenüberladung. Die Trockeneisenbestimmung durch Leberbiopsien wurde durch die Eisenbestimmung mit MRT vereinfacht. Es kann dadurch die Eiseninfiltration der Leber und des Herzmuskels direkt bestimmt werden. Regelmäßige MRT-Untersuchungen sind bei Patienten mit regelmäßiger Transfusion notwendig
- Allfällige HLA-Typisierung des Patienten und seiner Angehörigen (nach Thalassämie-Abklärung), falls eine Indikation für eine HSZT besteht

5.6.4 Therapie

- Die Betreuung und Behandlung von Patienten mit β-Thalassämie erfolgen in Zusammenarbeit mit einem spezialisierten Zentrum. Eine enge Zusammenarbeit von Hausarzt und Spezialärzten (Diagnostik, laufende Diagnostik und Therapie) aus dem Zentrum unter der Leitung von Hämatologen ist Voraussetzung für eine optimale Betreuung. Der Spital-, Ambulanz- und spitalexternen Pflege kommt große Bedeutung zu. Im Weiteren sind oft weitere Berufsgruppen notwendig (Therapien, Sozialarbeiter, Psychologen)

- Die HSZT stellt die einzige kurative Therapie der Thalassämie dar und ist bei Patienten mit Thalassaemia major, die über einen HLA-identischen Geschwisterspender verfügen, indiziert. Die HSZT mit einem unverwandten HLA-identischen Spender verbessert sich laufend und stellt je nach Spender ebenfalls eine Behandlungsindikation dar. Die HSZT mit HLA-nichtidentischen Familienspendern ist zurzeit umstritten
- Die Indikation einer HSZT muss stets sorgfältig mit den betroffenen Patienten und ihren gesetzlichen Vertretern sowie im Behandlungsteam und im Transplantationszentrum erwogen werden
- Die regelmäßige Transfusionstherapie, meist in 3-wöchentlichem Abstand, stellt die klassische symptomatische Therapie der Thalassämie dar. Während dieser Therapie sollte das Hämoglobin nicht unter 9 g/dl absinken. Die Blutbank sollte Erfahrung in der Transfusionstherapie von Patienten mit Thalassämie haben (möglichst frische und Blutgruppen-Untergruppen kompatible Konzentrate)
- Komplikationen der regelmäßigen Transfusionen
  - Alloimmunisierung (Abwehrreaktion gegen fremde infundierte Erythrozyten)
  - Transfusionsreaktionen mit oder ohne Fieber (Zytokine und andere Bestandteile von Erythrozytenkonzentraten, Kontamination mit Bakterien, transfusionsassoziierte Infektionskrankheiten (Hepatitis-C-Virus, Hepatitis-B-Virus, HI-Virus, Parvovirus B19 und andere, in Westeuropa insgesamt selten. Aktuell bedeutsam ist die Infektion mit Hepatitis-C-Virus, Risiko des Leberzellkarzinoms vor allem bei unbehandelten Patienten)
  - Eisenüberladung des Organismus
- Die regelmäßige Transfusion erfordert eine Therapie, die die Eisenüberladung des Organismus (vor allem Herz, Leber und endokrine Organe) verhindert. Diese Eiseneliminationstherapie kann mit Eisenchelatoren erreicht werden. Zunächst standen nur parenterale Eisenchelatoren zur Verfügung, die als subkutane Infusion verabreicht wurden (Infusion während der Nacht). Seit ein paar Jahren können auch orale Eisenchelatoren eingesetzt werden
- Splenektomie kann bei Patienten mit Splenomegalie und erhöhtem Transfusionsbedarf erwogen werden. Patienten müssen über die Probleme (Splenektomie erfordert zusätzliche regelmäßige Kontrollen und korrekte Handlungsweise bei Fieber, es müssen Impfungen vor und regelmäßig nach der Operation durchgeführt werden) und Komplikationen der Splenektomie (operative Komplikationen sind selten, Infektionskrankheiten, septischer Schock, thromboembolische Komplikationen, erhöhter Blutdruck der Lungengefäße) informiert werden
- Die Gentherapie ist in Erforschung und steht zurzeit nicht zur Verfügung

5.7 Prognose

- Unbehandelt führt die Thalassaemia major zum Tod
- Thalassaemia intermedia: klinische Herausforderung, den Zeitpunkt einer regelmäßigen Transfusion zu identifizieren

5.8 Zusammenfassung

- Bei der Thalassämie wird durch eine oder mehrere Mutation/en eines Globinkettengens die Synthese der α-Globinketten (α-Thalassämie) oder der β-Globinketten (β-Thalassämie) reduziert oder gar unterbrochen. Oft wird der Synthesemangel von einer Hämolyse begleitet
- Die Thalassämien sind meist autosomal-rezessive Erbkrankheiten mit sehr variabler Klinik
- Diagnostik, Therapie und Betreuung von Patienten mit Thalassämien erfordern eine enge Zusammenarbeit von Hausärzten mit spezialisierten interdisziplinären Zentren. Die Transition (Übertritt vom Kindes- ins Erwachsenenalter) sollte sorgfältig geplant und am selben Zentrum durchgeführt werden
- Die Therapie richtet sich nach dem klinischen Schweregrad. Die HSZT ist die einzige kurative Therapie bei schweren Thalassämien (homozygote β-Thalassämie, Hb Bart's)
- Die Transfusionstherapie ist aufwändig und erfordert eine enge Zusammenarbeit von Klinik mit der Blutbank. Die Komplikationen der Transfusionstherapie erfordern ein spezialisiertes Zentrum, das für die Prävention und Behandlung von transfusionsassoziierten Komplikationen verantwortlich ist
- Die Diagnostik und Therapie der Eisenüberladung verbessert sich laufend, ist aber noch nicht optimal
- Die HSZT verbessert sich laufend und kann auch mit unverwandten HLA-identischen Spendern durchgeführt werden. HSZT mit verwandten HLA-nicht-identischen Spendern sind möglich aber nicht Routinetherapie (experimentell)

Fanconi-Anämie

A. Schifferli

Th. Kühne, A. Schifferli, *Kompendium Kinderhämatologie*,
DOI 10.1007/978-3-662-48103-5_6,

6.1 Einleitung

- FA gilt als häufigste Ursache einer angeborenen aplastischen Anämie
- Sehr heterogenes Krankheitsbild, vor allem betreffend assoziierter Missbildungen
- Gehört zur Gruppe der Chromosomenbruchsyndrome, auch Chromosomen-Instabilitätssyndrome genannt, wie auch das Bloom-Syndrom, die Ataxia teleangiectasia und das Nijmegen-Breakage-Syndrom

6.2 Epidemiologie

- Inzidenz 1:130.000/Jahr
- Trägerschaft 1:200 in Europa und USA
- Trägerschaft 1:83 in Südafrika und 1:89 bei Ashkenazi Juden (sog. Founder Mutation)

6.3 Ursache, Pathophysiologie und Pathogenese

- Angeborener Defekt im Bereich des DNA-Reparatur-Mechanismus
- Vorwiegend autosomal-rezessiv vererbt, bisher 16 verschiedene involvierte Gene bekannt (auf verschiedenen Chromosomen lokalisiert)
- Häufigste Mutationen sind *FANC-A* (65 %), *FANC-C* (15 %) und *FAN-G* (10 %)
- Der sog. FA Pathway, auch FA-BRCA Network genannt, erkennt und beseitigt DNA-Schäden und ist somit verantwortlich für die Stabilität des Genoms (Gesamtheit der Erbsubstanz). Insbesondere DNA interkalierende Substanzen (z. B. alkylierende Substanzen wie Cyclophosphamid oder Cisplatin) führen bei FA-Patienten zu irreversiblen Schäden im Genom. Auch spontan kommt es zu DNA-Schäden. Das hohe Auftreten von Mutationen erklärt auch, warum bei Patienten mit FA ab dem 2. Lebensdezennium vermehrt bösartige Tumoren vorkommen
- Im Knochenmark ist die Pathophysiologie noch nicht ganz klar. Die aktuelle Theorie besagt, dass eine erhöhte intrinsische Empfindlichkeit von Stammzellen gegenüber pro-apoptotischen Zytokinen (TNF-α und INF-γ) zu einem zunehmendem Verlust von Knochenmark-Stammzellen führt

6.4 Klinik

Trias: Fehlbildungen + progressive Panzytopenie + Risiko für Tumoren

6.4.1 Angeborene Fehlbildungen

- Sehr heterogenes Krankheitsbild, auch intrafamiliär
- Keine eindeutige Genotyp-Phänotyp-Korrelation
- Unauffällige klinische Untersuchung in 30 %
- Viele Patienten zeigen nur diskrete klinische Zeichen wie z. B. hypo- oder hyperpigmentierte Hautareale und Kleinwuchs
- Kleinwuchs wird häufig verstärkt durch endokrinologische Dysfunktionen, z. B. Wachstumshormondefizit, Hypothyreose (30–40 %)
- Männer sind häufig infertil

Häufigkeit der Missbildungen bei FA-Patienten (mod. nach Dokal 2000)

- 71 % – Skelett (z. B. häufig Radius-und Daumenaplasie, Hüftdislokation)
- 64 % – Hautpigmentierungsstörung (Café-au-Lait Flecken, Hypopigmentierung)
- 63 % – Kleinwuchs, Mikrozephalie
- 38 % – Augen (z. B. Mikrophthalmie)
- 34 % – Niere und ableitende Harnwege (z. B. Nierenhypoplasie, Hufeisenniere)
- 20 % – Genitale (Hypogenitale, Hodenhochstand, Hypospadie)
- 16 % – mentale Retardierung
- 14 % – Gastrointestinaltrakt (anorektale und duodenale Atresie, tracheoösophageale Fisteln)
- 13 % – Herz (offener Ductus arteriosus, Ventrikelseptumdefekt, Pulmonalstenose)
- 11 % – Gehör (Innenohrschwerhörigkeit)
- 8 % – zentrales Nervensystem (Hydrozephalus, fehlendes Septum pellucidum, Neuralrohrdefekte)
- 30 % – keine Fehlbildung

6.4.2 Knochenmarkinsuffizienz

- MCV erhöht, als erstes Zeichen eines Versagens der Blutproduktion (Hämatopoiese)
- Mit ungefähr 3–6 Jahren, häufig zuerst Thrombozytopenie (mit Schleimhautblutungen und vermehrten Hämatomen), danach Neutropenie (mit vermehrten bakteriellen Infektionskrankheiten) und normo- bis makrozytäre Anämie (Leistungsabfall, Tachykardie, Blässe)
- Panzytopenie (alle 3 Zellreihen betroffen) meistens mit ungefähr 6 Jahren diagnostiziert. Mit 20 Jahren haben über 80 % der Patienten eine Panzytopenie

6.4.3 Tumorprädispositionssyndrom

- Hämatologische Neoplasien
  - Als Kontinuum:
    1. Klonale zytogenetische Anomalien als Frühzeichen einer leukämoiden Transformation (z. B. Monosomie 5, Monosomie 7)
    2. MDS
    3. AML (Kumulativinzidenz, MDS und AML mit 40 Jahren 52 %)
- Solide Tumoren
  - Plattenepithelkarzinom im Bereich des Kopfes, Halses und der Genitalien
  - Das Kumulativrisiko beträgt 42 % 20 Jahren nach SZT. Auch ohne SZT ist das Risiko erhöht, jedoch sterben die Patienten meistens vor Entwicklung eines Tumors an hämatologischen Komplikationen. Lebertumoren vor allem bei Patienten nach Androgentherapie (Androgene werden als Stimulatoren der Blutbildung eingesetzt)

6.5 Diagnostik

- Klinik (z. B. Kleinwuchs, Daumenhypoplasie), Familienanamnese (Konsanguinität?)
- Blutbild mit Handdifferenzierung: zunehmende Panzytopenie mit normo- bis makrozytärer Anämie
- Chromosomenbrüchigkeit ist der Goldstandard der FA-Diagnostik (hohe Spezifizität und Sensitivität): In-vitro-Testung der Chromosomenbrüchigkeit nach Exposition mit Mitomycin C oder Diepoxybutane (Material: Blutlymphozyten)

  - Wenn der Test unauffällig ist und der klinische Verdacht hoch bleibt, sollte man Fibroblasten untersuchen. Grund eines falsch-negativen Testergebnisses ist das Auftreten einer Mosaik-Lymphozytenpopulation (Lymphozyten mit normaler und mit brüchiger DNA). In den meisten Fällen ist der Test auch in solchen Fällen (Mosaik) aber sensibel genug
  - Mosaizismus ist häufig bei FA-Patienten (10–25 %). Mosaizismus kann durch verschiedene Mechanismen entstehen: Rückmutation einer FA zum Wildtyp (normaler Genotyp, ohne Mutation). Die normalen hämatopoietischen Zellen haben einen Selektionsvorteil
- Zellzyklusanalyse mittels Durchflusszytometrie ist ebenfalls eine sensitive Methode (billiger und schneller als der Goldstandard): Fanconi-Zellen verbleiben typischerweise länger in der G2-Phase (Material: Lymphozyten aus dem peripheren Blut)
- Mutationsanalyse wird erst gemacht, wenn die Diagnose FA gestellt worden ist

6.6 Differenzialdiagnosen

- Angeborene Missbildungen: VACTERL-Assoziation (Fehlbildungen an Wirbelsäule, Anus, Herz, Fisteln zwischen Luft- und Speiseröhre, Verengung oder Verschluss der Speiseröhre, Nieren und Extremitäten), Thrombocytopenia-absent Radius Syndrome (TAR-Syndrom)
- Versagen der Blutbildung (Knochenmarkinsuffizienz): erworbene aplastische Anämie, selten: Diamond-Blackfan-Anämie, Dyskeratosis congenita, paroxysmale nächtliche Hämoglobinurie, Vitamin-B_{12}-Mangel
- Dyskeratosis congenita: sehr heterogenes Krankheitsbild, verschiedene Gene (und Vererbungsmuster) bekannt. Pathogenese ist ein Telomer-Erhaltungsdefekt. Charakteristische dermatologische Erscheinungen sind Hautpigmentierungen (vor allem Hals, Decolleté), Nageldystrophien und Leukoplakie der Mundschleimhaut. Weitere klinische Auffälligkeiten möglich, z. B. Zahnanomalien, Haarverlust, ophthalmologische Anomalien, Lungenfibrose, Tumoren. Sehr seltene genetische Krankheit: Prävalenz geschätzt 1:1.000.000

6.7 Therapie

- Supportive Maßnahmen und symptomatische Therapie
  - Bluttransfusionen (Erythrozyten- und Thrombozyten-Konzentrate)
  - Androgene: Oxymethalone (stimuliert vor allem die Erythropoiese), mit hohem Nebenwirkungs-Profil im Kindesalter: Kleinwuchs wird akzentuiert durch frühzeitigen Verschluss der Epiphysenfugen, Maskulinisierung, Akne, Leberadenome, hepatozelluläres Karzinom
  - G-CSF/GM-CSF
  - Antibiotische Therapie bei Infektionskrankheiten
  - Supportive Maßnahmen führen zu keiner Verbesserung des Outcomes
- Heilung der Knochenmarkinsuffizienz (inklusive Risiko AML/MDS)
  - Aktuell nur mit allogener SZT möglich
  - Bis vor wenigen Jahren war die SZT eine Hochrisiko-Behandlung bei FA-Patienten. Die Mortalität war insbesondere auf die Toxizität der Konditionierungstherapie mit alkylierenden Substanzen und/oder Ganzkörper-Bestrahlung zurückzuführen. Seit der Einführung von Fludarabin im Konditionierungsschema und stark reduzierten Dosen von Cyclophosphamid und/oder Bestrahlung hat sich die Prognose der SZT deutlich gebessert
  - Bei Vorhandensein eines gesunden HLA-identischen Geschwisterspenders sollte die Indikation zur SZT früh gestellt werden. Je jünger der Patient (und somit desto geringer die Komplikationen von Infektionskrankheiten und Therapien) und je geringer die Anzahl von Bluttransfusionen, desto besser die Ergebnisse nach SZT. Die Wahrscheinlichkeit des Vorhandenseins eines adäquaten Geschwisterspenders liegt bei etwa 10 %
  - Zunehmend werden SZT mit Fremdspendern oder mit Nabelschnurblut durchgeführt. Hauptproblem ist ein hohes Abstoßungsrisiko und ein hohes GVHD-Risiko. Die haploidentische Transplantation (mit HLA-nichtidentischen Verwandtenspendern) ist noch experimentell
  - Das 5-Jahres-Überleben liegt zwischen 70–85 % je nach Art des Spenders und der Konditionierungstherapie. Aufgrund des hohen Risikos für solide Tumoren, aber auch wegen der vielseitigen klinischen, psychologischen und sozialen Probleme, ist die Nachsorge sehr wichtig

6.8 Prognose

- Ohne SZT: Letalität mit 30–40 Jahren >80 %

6.9 Zukunft

- Gentherapie erscheint in weiter Ferne
- Verbesserung der SZT inklusive Wahl des Spenders

6.10 Zusammenfassung

- Häufigste angeborene Erkrankung einer Knochenmarkinsuffizienz
- Ohne SZT ereignet sich der Tod im jungen Erwachsenalter wegen Panzytopenie und deren klinische Konsequenzen und/oder leukämoide Transformation
- Nach erfolgreicher SZT besteht ein hohes Risiko für Schleimhautkarzinome im Hals-, Nasen- und Ohrenbereich sowie im Bereich der weiblichen Genitalien mit der Notwendigkeit für Vorsorgeuntersuchungen

Referenzen

Dokal I (2000) The genetics of Fanconi's Anemia. Baillieres Best Pract Res Clin Haematol 3:407–425

Seltene angeborene und erworbene Krankheiten der Erythropoiese mit hypoplastischer Anämie

Th. Kühne

Th. Kühne, A. Schifferli, *Kompendium Kinderhämatologie*,
DOI 10.1007/978-3-662-48103-5_7,

7.1 Einleitung

- In diesem Kapitel werden seltene bis sehr seltene angeborene und erworbene Krankheiten mit Versagen der Blutbildung von Erythrozyten besprochen. Die Epidemiologie wird nur erwähnt, wenn Kenntnisse darüber vorhanden sind
- Das Versagen der Erythropoiese nennt man auch hypoplastische oder aregeneratorische Anämie. Im englischen Sprachgebrauch werden die Krankheiten als »pure red cell aplasia« bezeichnet. Trotz ihrer Seltenheit spielen sie häufig bei differenzialdiagnostischen Überlegungen der Anämie eine Rolle. Außerdem hat die Pathogenese dieser Krankheiten viel zum Verständnis der Erythropoiese beigetragen.
- Folgende angeborene (1.–3.) und erworbene (4. und 5.) Krankheiten werden vorgestellt
  1. Kongenitale dyserythropoietische Anämien (CDAs)
  2. Kongenitale hypoplastische Anämie (Diamond-Blackfan-Anämie)
  3. Kongenitale sideroblastische Anämie
  4. Erworbene transitorische Erythroblastopenie
  5. Hypoplastische Anämie nach Parvovirus B19 Infektion
- Die Zeichen für ein Versagen der Erythropoiese im Labor sind: Abnahme des Hämoglobins mit Reduktion der Retikulozyten, Anstieg des MCV, Anstieg des HbF, die Präsenz von i-Antigen auf den Erythrozyten und das Fehlen oder die Reduktion der Erythropoiese im Knochenmark

7.2 Kongenitale dyserythropoietische Anämien (CDAs)

Die CDAs sind eine Gruppe von seltenen angeborenen Krankheiten, die durch ineffiziente Erythropoiese und daraus resultierender Anämie verursacht werden. Die Krankheiten weisen teilweise typische morphologische Auffälligkeiten der Vorläuferzellen der Erythrozyten im Knochenmark auf. Den Begriff CDA kennt man seit den 60er-Jahren des letzten Jahrhunderts.

7.2.1 Ursache, Pathophysiologie und Pathogenese

- Oft angeborene Krankheiten mit verschiedenen Erbgängen mit bekannten Mutationen (CDA Typen I und II) und unbekannten aber vermuteten genetischen Ursachen (CDA Typ III und CDA-Varianten)

7.2.2 Klassifikation

- Man unterscheidet 4 verschiedene CDAs: CDA Typ I, CDA Typ II, CDA Typ III und CDA Varianten

7.2.3 Klinik

- Das Leitsymptom ist die Anämie, die durch eine ineffektive Erythropoiese verursacht wird
- Je nach Erkrankung unterschiedlich ausgeprägter Ikterus, der aber auch fehlen kann
- Gallensteine
- Assoziierte Fehlbildungen von Knochen wurden vereinzelt beobachtet, manchmal Fehlbildungen der Retina bei CDA Typ III

7.2.4 Diagnostik

- Anamnese
  - Positive Familienanamnese mit Anämie
  - Patient und/oder Familienmitglieder mit ikterischen Episoden
- Körperuntersuchung
  - Blässe, Müdigkeit, Leistungsminderung, Tachykardie
  - Ikterus
- Blutbild
  - Unterschiedlich stark ausgeprägte normochrome, normo- bis makrozytäre Anämie
  - Unterschiedlich stark ausgeprägte Anisozytose und Poikilozytose
  - Inadäquate Retikulozytenzahl in Relation zur Anämie
- Knochenmarkdiagnostik
  - Dyserythropoiese: Verschiedene morphologische Veränderungen der erythrozytären Vorläuferzellen im Knochenmark mit Reifestörung (► Abschn. 7.2.5, ► Abschn. 7.2.6, ► Abschn. 7.2.7, ► Abschn. 7.2.8)
  - Eisenüberladung
  - Typische im Elektronenmikroskop sichtbare Veränderungen von erythroiden Zellen und Vorläuferzellen

7.2.5 CDA Typ I

- Erste bekannte Erkrankung mit dem Namen CDA
- Mutationen des *CDAN1* Gens scheinen eine wichtige Rolle zu spielen
- In weniger als 10 % der Patienten werden keine Mutationen gefunden, was auf das Vorhandensein von anderen Genen hinweist
- Die meisten Familien stammen aus West-Europa, Arabien oder gehören zu mediterranen Bevölkerungsgruppen, es wurden aber auch Patienten aus Nordamerika, Indien, Japan, Australien und Neuseeland gefunden
- Diagnose oft bei Geburt, aber auch später bis ins Erwachsenenalter
- Milde bis mittelschwere oft makrozytäre Anämie (erhöhtes MCV), es wurde aber auch über Patienten mit schwerer Transfusions-abhängiger Anämie berichtet. Erythrozyten können basophile Tüpfelung aufweisen
- Retikulozyten oft normal bis leicht erhöht, aber zu niedrig in Bezug auf die Anämie
- Oft milder Ikterus, leichte Vergrößerung der Milz und der Leber
- Gallensteine können vorkommen
- Bei wenigen Patienten wurden skelettale Fehlbildungen, Kleinwuchs, Nagelveränderungen und abnorme Hautpigmentierung beobachtet
- Knochenmark: Zeichen der ineffektiven Erythropoiese und Eisenablagerung. Erythroide Hyperplasie mit megaloblastärer Reifestörung (zu große Zellen und gestörte Kernreifung) und dysplastische Zellen: Zellkernbrücken, Zellen mit 2 Zellkernen und Störungen der Normoblasten, die im Elektronenmikroskop am besten gesehen werden können

7.2.6 CDA Typ II

- Wurde früher als HEMPAS bezeichnet (hereditäre Multinuklearität mit positivem saurem Serum-Lyse-Test)
- Diagnose wird mit den oben beschriebenen diagnostischen Schritten gemacht und mit den charakteristischen morphologischen Zellauffälligkeiten bestätigt
- Mutationen des *SEC23B* Gens (wie das *CDAN1* Gen auf dem langen Arm des Chromosoms 15)
- In der Regel autosomal-rezessiver Erbgang, also homozygote oder kombinierte heterozygote Mutationen
- Herkunft der betroffenen Familien ähnlich wie bei CDA Typ I
- Diagnose kann zwar bereits im Neugeborenenalter gestellt werden, häufig jedoch später (wegen milder Anämie)

- Milde bis mittelschwere normochrome und normozytäre Anämie. Im Ham's Test (Lyse-Test) positives Resultat
- Milder Ikterus mit vergrößerter Milz, Gallensteine und Tendenz zur Eisenüberladung kann vorkommen
- Knochenmark: erythroide Hyperplasie mit normal großen Zellen. Etwa ein Drittel der Normoblasten mit 2, selten mit 3 oder noch mehr Zellkernen. Diese Zellkerne erscheinen oft als kondensiert
- Makrophagen oft vermehrt, die erythrozytäre Zellen phagozytierten, oft mit Fetttröpfchen, die deshalb auch als Zellen mit Pseudo-Gaucher-Eigenschaften genannt werden
- Typische Veränderungen der Normoblasten im Elektronenmikroskop sichtbar

7.2.7 CDA Typ III

- Wurde 1962 bekannt als hereditäre benigne Erythroretikulozytose
- Indexfamilie aus Schweden (»Västerbotten Anomalie«), aber auch andere Familien bekannt mit CDA Typ III
- Genetik unbekannt, wahrscheinlich autosomal-rezessiver, aber auch dominanter Erbgang vermutet
- Milde bis mittelschwere normochrome und normo- bis makrozytäre Anämie
- Fragmentozyten und Erythrozyten mit basophiler Tüpfelung
- Retikulozyten normal bis leicht erhöht
- Thrombozyten und Leukozyten normal
- Knochenmark: Erythroide Hyperplasie mit megaloblastärer Reifestörung. Riesenerythroblasten mit bis zu 12 Zellkernen pro Zelle. Mehr als ein Drittel der erythroiden Vorläuferzellen weisen 2 Zellkerne auf
- Gallensteine
- Monoklonale Gammopathie unklarer Bedeutung
- Splenomegalie und Eisenüberladung nicht beobachtet
- Diagnose wird bei älteren Kindern oder jungen Erwachsenen gestellt, weil der Krankheitsverlauf mild ist

7.2.8 CDA-Varianten

- Patienten, die die Kriterien für CDA erfüllen, aber nicht als Typen I–III klassifiziert werden können
- Wahrscheinlich sehr heterogene Gruppe
- In der Regele autosomal-rezessiver Erbgang, beteiligte Gene unbekannt

7.2.9 Differenzialdiagnosen

- Angeborene und erworbene normo- bis makrozytäre Anämien, ▶ Kap. 1
- Insbesondere: erworbene Ursachen einer Fehlfunktion der Erythropoiese (durch Medikamente, Toxine, Infektionskrankheiten)
- Kongenitale Ursachen der Anämie: Hämoglobinopathien, Störungen der Membran der Erythrozyten, Störungen der erythrozytären Enzyme, sideroblastische Anämie

7.2.10 Therapie

- Beobachtung ohne Therapie
- Bei schwerer Anämie Bluttransfusionen (selten notwendig)
- Therapie der Eisenüberladung

7.3 Kongenitale hypoplastische Anämie (Diamond-Blackfan-Anämie)

- Die DBA ist eine seltene angeborene Krankheit, die durch Fehlen der Erythropoiese und daraus folgender schwerer Anämie gekennzeichnet ist und häufig bereits beim Neugeborenen oder Säugling entdeckt wird
- Bei einem Teil der Patienten sind gleichzeitig Fehlbildungen vorhanden
- Etwa die Hälfte der Patienten weist typische genetische Veränderungen auf
- Kortikosteroide sind häufig therapeutisch wirksam

7.3.1 Epidemiologie

- Die DBA ist eine seltene angeborene hypoplastische Anämie
- Auf Grund von nationalen Registern wird die Häufigkeit auf etwa 4–7 pro Mio. Lebendgeburten geschätzt
- Knaben und Mädchen sowie ethnische Gruppen kommen in gleicher Häufigkeit vor

7.3.2 Ursache, Pathophysiologie und Pathogenese

- Bei etwa 20 % der Patienten liegt eine positive Familiengeschichte vor mit einem autosomal-dominanten Erbgang

- Es wurde auch über rezessiv vererbte DBA berichtet (oder dominant vererbt mit inkonstanter Penetranz)
- In der Mehrzahl der Patienten ist die DBA eine sporadische Erkrankung. Allerdings schließt die Absenz von Anämie oder eine nicht oder wenig symptomatische Anämie das Vorhandensein einer DBA bei Familienmitgliedern nicht aus
- Dass sich die DBA nicht bei allen Patienten klinisch zeigt, stellt ein Problem für die genetische Beratung dar, insbesondere auch bei der Suche nach geeigneten Familienspendern für eine Stammzelltransplantation
- Etwa 25 % der Kinder mit DBA haben eine Mutation des *RPS19* Gens, die diagnostisch genutzt werden kann

7.3.3 Klinik

- Die DBA wird häufig im Säuglings- und im Kleinkindesalter entdeckt, zum Teil sogar schon bei Geburt
- Die auffälligsten Symptome sind die Anämie mit Blässe, Müdigkeit bis zur Erschöpfung, Tachykardie mit systolischem Herzgeräusch
- Bei ungefähr 50 % der Kinder mit DBA werden Fehlbildungen gefunden, die häufigsten sind im Kopf- und Gesichtsbereich (kraniofaziale Fehlbildungen): Gaumenspalten, breite und flache Nase, Hypertelorismus, Makrozephalie, Mikrozephalie, große Fontanellen, große Zunge. Weitere Fehlbildungen betreffen Daumen und Radius (bis zum vollständigen Fehlen deren Anlage) sowie seltener Nieren-, Herz- und andere Teile des Skeletts
- Etwa 10 % der Kinder weisen einen Kleinwuchs auf (Wachstumsretardierung)
- Ganz selten sind geistige Retardierung
- Die Lebenserwartung ist verkürzt und liegt im Mittelwert ungefähr bei 40 Jahren. Dies betrifft jedoch vor allem Patienten, die vor der Entdeckung der Wirksamkeit von Kortikosteroiden diagnostiziert wurden. Im Weiteren ist Eisenüberladung ein Problem bei regelmäßig transfundierten Patienten, die eine ungenügende Eisenchelationstherapie haben (Schutz vor Eisenüberladung)

7.3.4 Diagnostik

- Anamnese und körperliche Untersuchung stellen die wichtigsten diagnostischen Instrumente dar
- Blutbild mit Retikulozyten und Differenzierung der roten und weißen Blutkörperchen, Knochenmarkdiagnostik

  - Man findet eine normochrome, normo- bis makrozytäre Anämie, die Retikulozytenzahl ist stark vermindert (die Retikulozyten können nur mit einer Spezialfärbung (Brilliantkresylblau) sichtbar gemacht werden), die Leukozytenzahl ist normal und die Thrombozyten sind normal oder leicht vermehrt
  - Poikilozytose und Anisozytose der Erythrozyten
  - Im Knochenmark ist die Erythropoiese betroffen, d. h., dass nur eine Zellreihe auffällig ist. Es fehlen die Vorstufen der roten Blutzellen. Die Zellmenge (Zellularität) im Knochenmark ist oft normal oder leicht vermindert. Je jünger das Kind (Neugeborenes und junger Säugling), desto höher die Wahrscheinlichkeit, dass die Erythropoiese überraschenderweise noch vorhanden ist und somit ein falscher Eindruck vermittelt wird
  - Mit zunehmendem Alter werden auch leicht verminderte Thrombozyten und Leukozyten gesehen
- Speziallabor
  - Das HbF ist oft erhöht
  - Oft erhöhte eADA. Dieses Enzym ist beim Abbau von Nukleinsäuren verantwortlich. Eine Erhöhung der eADA findet sich auch bei malignen Krankheiten, wie z. B. bei Leukämien
- Genetik
  - Die Diagnose kann bei ungefähr 50 % der Kinder mit einem genetischen Test bestätigt werden. Das 1. Gen, das bei Kindern mit DBA entdeckt wurde, ist das *RPS19* Gen, das bei ca. 25 % der Kinder mutiert ist
  - Es wurden weitere Gene gefunden die für ribosomale Untereinheiten von Proteinen kodieren: *RPS17*, *RPS24*, *RPL5*, *RPL11* und *RPL35a*
  - Bei allen gefundenen Mutationen handelt es sich um heterozygote Mutationen, was mit einem autosomal-dominantem Erbgang übereinstimmt

7.3.5 Differenzialdiagnosen

- Angeborene und erworbene Anämien, ▶ Kap. 1

7.3.6 Therapie

- Bei der Wahl der Therapie muss die Möglichkeit einer spontanen Verbesserung (Spontanremission) beachtet werden
- Kortikosteroide: Die Therapie und Betreuung von Kindern mit DBA sollte in einem kinderhämatologischen Zentrum koordiniert werden. Ideal ist eine

enge Zusammenarbeit des kinderhämatologischen Zentrums in Hinblick auf Diagnostik, Therapie und Nachbetreuung mit dem Hausarzt
  - Seit den 50er-Jahren ist bekannt, dass Kortikosteroide (z. B. Prednison) bei Kindern mit DBA wirksam sind. In der Regel wird mit einer hohen Dosis angefangen (ungefähr 2 mg/kg KG pro Tag in 2–3 Einzelgaben) und sobald es zu einem Anstieg des Hämoglobins kommt, werden die Kortikosteroide langsam reduziert
  - Das therapeutische Ziel des Hämoglobins beträgt 80–90 g/l
  - Die Dosis der Kortikosteroide sollte langfristig in einem Bereich liegen, wo Nebenwirkungen minimal sind (unter 0,5 mg/kg KG pro Tag)
  - Bei Ausbleiben eines Therapieansprechens kann später ein erneuter Versuch mit Kortikosteroiden unternommen werden
- Bluttransfusionen werden typischerweise im 1. Lebensjahr verabreicht und werden bei Wirksamkeit von Kortikosteroiden ab dem 2. Lebensjahr verdrängt
  - Patienten, die regelmäßig transfundiert werden, erhalten eine Therapie zur Verhinderung von Eisenüberladung (Eisenchelation). Diese Kinder müssen engmaschig gemäß Richtlinien überwacht werden, um die Zerstörung von Organen durch Eisenüberladung zu verhindern. Es stehen orale und parenterale Eisenchelatoren zur Verfügung
- Allogene Stammzelltransplantation
  - Die Stammzelltransplantation stellt die einzige Therapie mit heilender (kurativer) Wirkung dar

7.4 Kongenitale sideroblastische Anämie (CSA)

- Seltene angeborene Krankheit der Eisenverwertung mit verschiedenen Erbgängen und stark unterschiedlichen klinischen Krankheitsbildern
- Typisch ist das Vorhandensein von mitochondrialen Eisenablagerungen in erythroiden Vorläuferzellen im Knochenmark (Ringsideroblasten), ineffizienter Erythropoiese mit hyporegeneratorischer Anämie, erhöhter Eisenkonzentration im Gewebe und variabler Zahl von hypochromen Erythrozyten im peripheren Blut
- Es gibt auch erworbene Formen der sideroblastischen Anämie (Toxine oder Medikamente, Alkohol, Blei, myelodysplastisches Syndrom, assoziiert mit anderen Erkrankungen wie z. B. Tumoren und entzündliche Erkrankungen)

7.4.1 Ursache, Pathophysiologie und Pathogenese

- Die häufigste kongenitale sideroblastische Anämie ist X-chromosomal vererbt, deshalb sind vor allem Knaben betroffen
- Oft mitochondriale Eisenablagerungen in erythroiden Vorläuferzellen des Knochenmarks (Sideroblasten)
- Oft Mutationen im *ALAS2* Gen auf Chromosom Xp11.21
- Die Mutation führt zu einer Fehl-/Unterfunktion der erythrozytären 5-Aminolävulinatsynthetase 2, *ALAS2*
- Es wurden aber auch andere betroffene Gene gefunden, z. B. *SLC25A38*, *ABCB7*, *GLRX5*, *SLC19A2*, *PUS1* und *YARS2*

7.4.2 Klinik

- Das klinische Erscheinungsbild kann sehr unterschiedlich sein
- Leichte bis schwere Anämie (Blässe, Müdigkeit, Leistungsschwäche, Tachykardie, Erschöpfung)
- Eisenüberladung

7.4.3 Diagnostik

- Anamnese
  - Positive Familienanamnese
  - Knaben häufiger betroffen bei X-chromosomalem Erbgang und Trägerinnen mit keinen oder nur milden Störungen der Erythrozyten
  - Diagnose oft bei jungen Kindern gestellt, aber auch bei Adoleszenten oder sogar erst bei Erwachsenen
- Körperuntersuchung
  - Leichte bis mittelschwere Anämie, oft zunehmend schwere Anämie in der Krankheitsevolution
- Labor
  - Mikrozytäre hypochrome Anämie (Differenzialdiagnose: Eisenmangelanämie, Hämoglobinopathien), gleichzeitig können aber auch normozytäre und normochrome Erythrozyten vorhanden sein (bimorphes Blutbild)
  - Normoblasten im peripheren Blut
  - Basophile Tüpfelung der Erythrozyten können vorhanden sein
  - Leukozyten und Thrombozyten normal bis leicht vermindert
  - Knochenmark: erythroide Hyperplasie mit vermehrter Zahl von basophilen hypochromen Normoblasten. Die erythrozytäre Reifung ist oft

normo- bis mikrozytär. Eisenfärbung: vermehrte Zahl von Ringsideroblasten (über 15 %; Ringsideroblasten: siderotische Granula im den erythroiden Vorläuferzellen des Knochenmarks, die den Raum um den Zellkern bis zur Hälfte ausfüllen)
- Ineffiziente Erythropoiese mit starker Eisenablagerung

7.4.4 Therapie

- Pyridoxin (Vitamin B6) kann ALA-Synthetase stabilisieren oder verstärken, allerdings sind Pyridoxine oft unzureichend, um die Anämie erfolgreich zu behandeln
- Bluttransfusionen
- Eisenchelation (Prophylaxe und Therapie der Eisenüberladung)
- Splenektomie
- Allogene Stammzelltransplantation (Erfahrung sehr gering)

7.5 Erworbene transitorische Erythroblastopenie

- Bei der erworbenen transitorischen Erythroblastopenie fehlen die Erythroblasten oder sie sind reduziert
- Es handelt sich um eine erworbene Erkrankung mit unbekannter Ursache
- Die Erkrankung spielt bei der Differenzialdiagnose der hypoplastischen Anämie eine wichtige Rolle
- Da es keinen diagnostischen Test zum Beweis für das Vorliegen dieser Erkrankung gibt, handelt es sich bei ihr um eine Ausschlussdiagnose

7.5.1 Epidemiologie

- Da die Erkrankung nicht bewiesen werden kann, ist ihre Häufigkeit unbekannt
- Man schätzt die Inzidenz auf etwa 4/100.000 Kinder pro Jahr, was wahrscheinlich eine Unterschätzung ist, da milde Anämien übersehen werden können

7.5.2 Ursache, Pathophysiologie und Pathogenese

- Die Ursache ist unbekannt (idiopathisch)
- Es kommen infektiöse Ursachen (vor allem virale Infekte) und immunologisch vermittelte Prozesse in Frage
- Infektionen mit Parvovirus B19 können in der Regel bei dieser Erkrankung nicht nachgewiesen werden

7.5.3 Klinik

- Die Erkrankung trifft typischerweise Kleinkinder von 1–4 Jahren, die vorher keine hämatologische Erkrankungen hatten. Es wurden auch Säuglinge beschrieben
- Patienten haben Zeichen einer schweren Anämie, sind aber hämodynamisch oft stabil, weil vermutet wird, dass sich die Kinder an das niedrige Hämoglobin gewöhnt haben
- Nicht selten findet sich ein febriler viraler Infekt vor Auftreten oder auch während der Anämie-Phase
- Außer Anämie- und je nachdem Infektzeichen finden sich in der Körperuntersuchung keine weiteren Auffälligkeiten. Zusätzliche Zeichen, wie z. B. Splenomegalie, müssen an andere Ursachen denken lassen
- Die Erkrankung ist vorübergehend und heilt spontan (selbstlimitierende Krankheit)
- Nicht selten kommt es zur Erstkonsultation während der Erholungsphase (erkennbar an den ansteigenden Retikulozyten (▶ Abschn. 7.5.4)

7.5.4 Diagnostik

- Anamnese, Körperuntersuchung (▶ Abschn. 7.5.3)
- Labor
  - Normochrome normozytäre Anämie mit erniedrigten Retikulozyten
  - In der Erholungsphase steigen die Retikulozyten und können einen leichten MCV-Anstieg verursachen
  - Normale Thrombozyten und Leukozyten mit normaler Differenzierung, obwohl gleichzeitig zur Anämie auch eine Neutropenie und selten Thrombozytopenie vorkommen können
  - Das Knochenmark ist je nach der Phase (aplastische oder regeneratorische Phase) typisch mit reduzierten oder vermehrten Vorläuferzellen der Erythrozyten. Morphologisch sind die Zellen aller Zellreihen unauffällig

7.5.5 Differenzialdiagnosen

- Die transitorische Erythroblastopenie ist stets vorübergehend und heilt spontan
- Angeborene und erworbene Formen einer isolierten hypoplastischen Anämie (verminderte oder fehlende Retikulozyten, unauffällige Leukozyten und Thrombozyten)
- Verschiedene Formen des Knochenmarkversagens, die nicht immer alle 3 Zellreihen, sondern manchmal zunächst die Erythropoiese betreffen können

7.5.6 Therapie

- Die Betreuung von Patienten mit transitorischer Erythroblastopenie muss stets von differenzialdiagnostischen Überlegungen begleitet werden
- Selbstlimitierende Erkrankung mit spontaner Erholung in 1–3 Monaten
- Bluttransfusionen sind oft nicht notwendig (abwartendes Verhalten) und nur bei schweren Anämie-Symptomen oder bei eingeschränktem Herz-Kreislaufsystem empfohlen
- Bei der Indikation zur Therapie muss man sich stets der Phase des Patienten bewusst sein (aplastische oder regeneratorische Phase), was an der Anzahl der Retikulozyten im peripheren Blut und am Hämoglobin sichtbar ist. Falls die Dauer der aplastischen Phase verlängert ist, ist eine Bluttransfusion früher notwendig, als während der regeneratorischen Phase

7.6 Hypoplastische Anämie nach Parvovirus-B19-Infektion

- Parvovirus B19 – auch Erythrovirus B19 genannt – ist ein kleines, nicht verhülltes Virus mit zur Zeit 3 bekannten Genotypen, das das P-Antigen der Erythrozyten als Rezeptor erkennt. Die Infektion erfolgt über die Atemwege als Tröpfcheninfektion. Es kann aber auch bei Organtransplantationen und bei Bluttransfusionen übertragen werden
- Das Virus kann nebst dem hämatologischen auch andere Krankheitsbilder verursachen: Ringelröteln (5th Disease), Arthritis, neurologische Symptome, Entzündungen des Herzmuskels (Myokarditis). Hämatologisch verursacht es eine akute Anämie mit aplastischer Krise bei Patienten mit angeborenen oder erworbenen hämolytischen Anämien, die Erythrozyten mit verkürzter Lebensdauer haben sowie bei Patienten mit chronischer Anämie

- Die Infektion mit Parvovirus B19 hinterlässt bei Immunkompetenten eine Immunität (IgM-Antikörper für 8–10 Wochen und IgG-Antikörper lebenslang), weshalb bei diesen Individuen nur eine einzige aplastische Krise vorkommt. Bei immunsupprimierten Patienten kann es zu einer chronischen Infektion kommen mit langem Versagen der Erythropoiese

7.6.1 Epidemiologie

- Die Infektion mit Parvovirus B19 ist sehr häufig. Die Zahl der Individuen mit IgG-Antkörper gegen Parvovirus B19 steigt mit zunehmendem Alter, man schätzt etwa 40–60 % der über 20 Jahre alten Bevölkerung
- Epidemien können vorkommen, Infektionen sind häufiger im späten Winter bis Frühsommer
- Die Prävalenz ist je nach Genotyp und geografischer Verbreitung unterschiedlich

7.6.2 Klinik

- Die aplastische Krise verursacht durch Parvovirus B19 findet sich typischerweise bei Patienten, die eine erworbene oder angeborene hämolytische Anämie haben und deren Erythrozyten-Überlebenszeit deshalb verkürzt ist. Beispiele für angeborene hämolytische Anämien: Sphärozytose (Kugelzellanämie), Sichelzellanämie, Thalassämie sowie bei Patienten mit chronischer Anämie (z. B. HIV-Infektion oder bei immunsupprimierten Patienten)
- Eine aplastische Krise dauert etwa 2 Wochen und kann eine schwere Anämie verursachen
- Bei milden angeborenen hämolytischen Anämien kann eine aplastische Krise 1. Hinweis sein
- Die hämatologischen Symptome sind jene der Anämie: Blässe, Müdigkeit, beschleunigter Puls. Das Ausmaß der Symptome ist abhängig vom Schweregrad der Anämie und von den Kompensationsmöglichkeiten, die umso stärker sind, je langsamer sich die Anämie entwickelt
- Auch bei Gesunden kann eine Parvovirus-B19-Infektion die Erythropoiese betreffen, da jedoch die Aplasiedauer nur etwa 10 Tage beträgt, verursacht die Infektion kaum eine Anämie und keine Symptome. Dabei ist zu bedenken, dass die Lebensdauer der Erythrozyten bei Gesunden etwa 3 Monate beträgt

7.6.3 Diagnostik

- Anamnese (Vorhandensein einer angeborenen oder erworbenen hämolytischen Anämie, Immunsuppression, Medikamente, aktuelle oder vergangene Zeichen einer Infektionskrankheit)
- Körperuntersuchung (Anämie-Symptome)
- Labor
  - Normochrome, normozytäre Anämie
  - Verminderte oder fehlende Retikulozyten
  - Leukozyten und Thrombozyten normal, beide Zellreihen können jedoch auch vermindert sein
  - Zeichen einer Infektion mit Parvovirus B19: im akuten Stadium IgM-Antikörper, später treten IgG-Antikörper auf, die lebenslang nachweisbar sind
  - Knochenmark: Reduktion oder Fehlen der Erythropoiese (Ausreifungsstörung), zunächst kleine Erythroblasten mit Einschlusskörperchen und später unter dem Einfluss der Immunantwort vergrößerte Erythroblasten mit aufgelockertem Zellkern und deutlich sichtbaren Nukleolen. Die übrigen Zellreihen sind normal

7.6.4 Therapie

- Symptomatische Therapie (Bluttransfusion bei schwerer Anämie)
- Abwartendes Verhalten

7.7 Zusammenfassung

- Obwohl die angeborenen und erworbenen hypoplastischen Anämien selten sind, handelt es sich um verschiedene Krankheiten mit unterschiedlicher Klinik und Labor, die differenzialdiagnostisch wichtig sind
- Die Krankheiten haben zum Verständnis der Funktion und Regulation der Erythropoiese viel beigetragen
- Die meisten der beschriebenen Krankheiten können auf Grund der Klinik und der Befunde im Labor differenzialdiagnostisch gut eingeordnet werden

Aplastische Anämie

Th. Kühne

Th. Kühne, A. Schifferli, *Kompendium Kinderhämatologie*,
DOI 10.1007/978-3-662-48103-5_8, © Springer-Verlag Berlin Heidelberg 2016

8.1 Einleitung

- Beim erwachsenen Menschen werden ca. 10^{11} Zellen (oder noch mehr, wenn das Knochenmark periphere Verluste kompensiert) täglich produziert, was bei der AA stark reduziert ist
- Die zunehmende Kenntnis der Pathophysiologie der AA änderte das Verständnis dieser Krankheit in den letzten Jahren enorm und hat die Diagnose und Therapie deutlich verbessert
- Es wurde erkannt, dass zur Entwicklung einer AA nicht nur Umweltfaktoren eine Rolle spielen wie z. B. Gifte, Infektionskrankheiten, Medikamente oder Strahlen, sondern auch angeborene Risikofaktoren wie z. B. Mutationen in der Telomerase (▶ Abschn. 8.3) oder Mutationen in Genen, die eine FA verursachen (angeborene Krankheit des DNA-Reparatursystems mit AA, Chromosomenbrüchigkeit und Fehlbildungen)
- Während bis vor etwa 40 Jahren die SAA eine unheilbare Krankheit war, kann heute eine große Zahl von Patienten erfolgreich behandelt werden
- Bei der Behandlung stehen supportive Maßnahmen, hämatopoietische SZT und immunsuppressive Therapien zur Verfügung, die je nach Situation des Patienten und Verfügbarkeit der Spender mit einer ausgezeichneten Prognose assoziiert sind

8.2 Epidemiologie

- AA kommt in jeder Altersgruppe und bei Männern und Frauen gleich häufig vor
- Es scheint 2 Altersgipfel zu geben, 15–25 und älter als 60 Jahre
- Epidemiologische Daten sind wenig verfügbar und schwierig zu interpretieren, da der Verlauf der Krankheit schlecht definiert ist (chronische AA versus vorübergehende Zytopenie), da es sich um eine seltene Krankheit handelt, da die Angaben bezüglich Beginn der Krankheit oft nicht präzise sind und da die Ursachen unklar sind (idiopathische AA)
- Eine große europäische und israelische prospektive Studie zwischen 1980 und 1984 zeigte eine jährliche Inzidenz der AA von 2 Patienten pro 1 Mio. Einwohner pro Jahr
- AA kommt im Fernen Osten ungefähr 2- bis 3-mal häufiger vor als im Westen (wahrscheinlich eher Umwelt- als genetische Faktoren)

8.3 Ursache, Pathophysiologie und Pathogenese

- Knochenmarkversagen ist ein Symptom, welches verschiedene Ursachen hat
- Im Kindesalter haben ca. 70–80 % der Patienten eine idiopathische AA, d. h. die Ursache ist unbekannt
- Bei der AA werden hämatopoietische Knochenmarkzellen zunehmend mit Fettzellen ersetzt. Das hämatopoietische Knochenmark wird durch das Immunsystem zerstört und weist auf eine autoimmune Pathophysiologie hin, was durch den Erfolg von immunsuppressiven Therapien bestätigt werden kann. Bei der AA sind hämatopoietische Vorläuferzellen im Knochenmark in Anzahl reduziert
- Differenzialdiagnostische Erwägungen sind wichtig (▶ Abschn. 8.8), da es erworbene und angeborene Krankheiten gibt, die mit einer AA einhergehen und deren Ursache durch Diagnostik identifiziert werden kann, so dass eine adäquate Therapie eingeleitet werden kann

8.4 Evolution der AA

- Die initiale Beschreibung der Krankheit war die eines idiopathischen Knochenmarkversagens
- Später entdeckte man Gifte, die eine AA verursachen können (z. B. Arbeiten mit Benzol oder Behandlung von Tumoren mit Chemotherapie)
- Es wurden angeborene Krankheiten entdeckt, die eine AA verursachen können (z. B. FA)
- Es konnten also verschiedene Umwelt-, aber auch intrinsische Faktoren als Ursache der AA gefunden werden
- Von der SZT stammen zudem Erkenntnisse, dass auch das Immunsystem in der Evolution eines Knochenmarkversagens eine Rolle spielt (z. B. Stammzellverlust durch Immunsystem-vermittelte Stammzellzerstörung)
- Zum heutigen Verständnis des Knochenmarkversagens gesellen sich Erkenntnisse aus der Genetik: angeborene Risikofaktoren für die Entwicklung einer AA im Kindesalter oder erst später im Erwachsenenalter
- Angeborene und erworbene AA sind nicht immer klar trennbar. Gewisse Risikofaktoren können im Zusammenspiel mit erworbenen Faktoren (z. B. Infektionskrankheiten) zu einer AA führen. Solch ein angeborener Risikofaktor ist beispielsweise die Telomerlänge
- Als Telomer bezeichnet man das Ende der Chromosomen. Telomere sind für die Stabilität der Chromosomen wichtig
- Die Telomer-Funktion wurde in direktem Zusammenhang mit der Entwicklung einer AA gebracht

- Telomere spielen bei Krankheiten mit Organversagen und bei der Entwicklung maligner Erkrankungen (z. B. Leukämie) eine wichtige Rolle
- Bei jeder Zellteilung geht normalerweise ein kleines Stückchen des Telomers verloren, d. h. dass das Potenzial zur Zellteilung mit zunehmendem Alter der Zelle abnimmt. Die Chromosomen werden so kürzer und die Zelle teilt sich nach einer bestimmten Anzahl von Zellteilungen nicht mehr. Diesen Prozess kann ein Enzymkomplex, dessen Gene man teilweise kennt (*TERT* und *TERC*), verhindern: die Telomerase. Sie kann Telomere synthetisieren und somit Chromosomen reparieren
- Der Prozess der Synthese von Telomeren ist sehr komplex, mehrere Proteine sind beteiligt
- Eine oder mehrere Mutationen in Genen, die für die genannten Proteine kodieren, kann zur Unterfunktion oder zum Funktionsverlust der Telomerase führen und kann dadurch ein Knochenmarkversagen verursachen
- Man hat den Begriff Telomeropathien geprägt für Krankheiten, bei denen Störungen der Telomere bekannt sind. Beispiele dafür sind:
  - Dyskeratosis congenita: mehrere Gene beteiligt, z. B. *DKC1*-Mutationen (X-chromosomal vererbt). *DKC1* kodiert für Dyskerin, das für die Stabilität der Telomerase wichtig ist
  - *TERC*- und *TERT*-Mutationen, die Telomeropathien im Kindes- und Erwachsenenalter verursachen (autosomale Mutationen)
  - *ACD*-Mutation: *ACD* kodiert für ein Protein (TPP1) im Shelterin-Komplex, der für die Stabilität der Telomerase wichtig ist)

8.5 Klassifikation

Zur Klassifikation, ◘ Tab. 8.1.

◘ Tab. 8.1 Schweregrad der AA

Schweregrad	Kriterien Knochenmark	Kriterien Blutbild
SAA	Zellularität des Knochenmarks <25 % (oder 25–50 % mit <30 % residuellen hämatopoietischen Zellen)	Mindestens 2 von: - ANC $<0{,}5\times10^9$/l - Thrombozyten $<20\times10^9$/l - Retikulozyten $<20\times10^9$/l
VSAA	Wie SAA	Wie SAA, aber ANC $<0{,}2\times10^9$/l
Nicht schwere AA	Patienten, die die Kriterien für SAA und VSAA nicht erfüllen	

8.6 Klinik

Trias der Panzytopenie: Müdigkeit + Infektionsanfälligkeit + Blutungen

- Panzytopenie
  - Anämie: Müdigkeit (Fatigue), Konzentrationsstörungen, Schwäche, Säuglingsalter: Trinkschwäche
  - Leukopenie und Neutropenie: Infektionsanfälligkeit, Entwicklung schwerer Infektionskrankheiten (z. B. Sepsis), opportunistische Infektionskrankheiten (bei Patienten mit geschwächtem Immunsystem)
  - Thrombopenie: Blutungen (Hautblutungen: Petechien, Hämatome, Schleimhautblutungen: Nasenbluten, Zahnfleischbluten, vermehrte Menstruationsblutung, Blut im Urin, Blut im Stuhl)
- Oft verzögerte Diagnose, da andere Ursachen häufiger sind und Kinder über größere Reserven verfügen
- Hinweise für eine sekundäre AA (▶ Abschn. 8.8), z. B. verzögertes Körperlängenwachstum, Mikrozephalie, Hyperpigmentierung und Skelettanomalien bei FA oder vorzeitiges Ergrauen der Haare, Skelettfehlbildungen, Zahnanomalien, Lungenfibrose und vieles andere mehr bei Dyskeratosis congenita

8.7 Diagnostik

- Die Definition der AA ist eindeutig und vereinfacht die Diagnose
- AA ist ein klinisches Syndrom mit Panzytopenie und mit hypozellulärem Knochenmark (Knochenmarkinsuffizienz)
- Vorgehen
  1. Diagnose stellen und Schweregrad der AA festhalten
  2. Differenzialdiagnostische Erwägungen
  3. Untersuchungen für Therapie (Blutgruppe, HLA-Typisierung)
- Die Aufteilung in erworbene und angeborene AA wird zunehmend unscharf, da bei der erworbenen AA ebenfalls genetische Faktoren gefunden wurden, z. B. Telomerlänge
- Anamnese: Medikamente, Toxine, Infektionskrankheiten. Hinweise auf maligne Erkrankungen. Müdigkeit, Infektanfälligkeit, Blutungen
- Familienanamnese: Blutkrankheiten, Konsanguinität, maligne Erkrankungen, kongenitale Anomalien
- Körperuntersuchung: körperliche Entwicklung (Perzentilen: Gewicht, Körperlänge, Kopfumfang), skelettale Missbildungen, Hautveränderungen

- Laboruntersuchungen: Untersuchungen vor Bluttransfusion!
  - Die Liste ist je nach vermuteter Differenzialdiagnose unvollständig
  - Blutbild inklusive Retikulozyten. Morphologie (Blutausstrich) der Erythrozyten, Leukozyten und Thrombozyten
  - Gerinnungsanalysen (PZ, aPTT, Fibrinogen)
  - HbF, Hämoglobinelektrophorese
  - Blutgruppe
  - Elektrolyte, Nieren- und Leberwerte, LDH
  - Knochenmarkaspiration und -biopsie (Morphologie des Knochenmarkausstriches sowie zytogenetische und molekularbiologische Analysen, Stammzellkulturen, Durchflusszytometrie (monoklonale B- oder T-Zell-Populationen, atypische Zellen, abnorme Differenzierungsmuster als Ausdruck von Dysplasie)
  - Paroxysmale nächtliche Hämoglobinurie Klone (Durchflusszytometrie)
  - Vitamin B12 und Folsäure
  - Untersuchungen auf Viren (Serologie, je nachdem Virusnachweis)
  - Untersuchungen auf typische und atypische Mykobakterien
  - Rheumatologische Untersuchungen
  - Untersuchung der Telomerlänge
  - Zellzyklusanalyse zum Ausschluss einer FA
  - Gewebetypisierung (HLA-Typisierung), wichtig für allfällige HSZT
- Bildgebung: Thorax-Röntgen, Ultraschall von Nieren und Herz (FA!)

8.8 Differenzialdiagnosen

- Obwohl es viele Ursachen für eine Knochenmarkinsuffizienz gibt, ist die Differenzialdiagnose bei der persistierenden schweren Panzytopenie relativ kurz
- Erworbene Krankheiten
  - Medikamente (z. B. Chemotherapie, Antibiotika, Antiepileptika und viele andere mehr)
  - Chemikalien (z. B. Benzol, Insektizide, Pestizide, Lösungsmittel)
  - Strahlentherapie
  - Infektionskrankheiten (z. B. Hepatitis B und C, Hepatitis non-A, -B, -C, -E, -G, Epstein-Barr-Virus, HIV, Parvovirus B19, humanes Herpesvirus 6, VZV, Adenoviren, Masern, Mykobakterien)
  - Hypoplastisches myelodysplastisches Syndrom
  - Myelodysplastisches Syndrom
  - Akute Leukämie (selten, auch aleukämische Leukämie genannt, d. h. keine atypischen Leukozyten im peripheren Blutbild bei erniedrigter Zellzahl)

  - GVHD (umgekehrte Immunabwehr nach allogener SZT)
  - Paroxysmale nächtliche Hämoglobinurie
  - Systemischer Lupus erythematodes
- Schwangerschaft
- Angeborene Knochenmarkinsuffizienz (► Abschn. 8.1)
  - FA
  - Dyskeratosis congenita
  - SDS
- Die Unterscheidung von AA und MDS kann äußerst schwierig sein. Das Anstreben eines Konsensus von mehreren Spezialisten (Kliniker, Labormediziner, Hämatopathologen und andere) kann hilfreich sein

8.9 Therapie der idiopathischen SAA

- Dieses Kapitel betrifft Patienten mit idiopathischer SAA
- Patienten mit einer SAA benötigen fast immer eine unmittelbare und definitive Therapie
- Patienten mit einer AA ohne Kriterien für SAA oder VSAA können beobachtet werden
- Symptomatische Therapie
  - Bluttransfusion eher um Anämie-Symptome vorzubeugen, als einen gewissen Hämogloblinwert zu erhalten
  - Thrombozytentransfusion prophylaktisch, falls Thrombozyten $<10\times10^9$/l oder bei Blutungen
  - Prophylaktische Antibiotika und Antimykotika erwägen
  - Eventuell G-CSF, ist umstritten
  - Hygienische Maßnahmen (umstritten): Händewaschen, im Krankenhaus entsprechende Hygienevorschriften
  - Vermeiden von Begehung von Bauplätzen, Abfall, unpasteurisierten Milchprodukten, ungekochtes Fleisch, Fische und Eier, ungewaschenes Gemüse und Früchte, Nüsse, getrocknete Früchte, Impfungen mit Lebendimpfstoff, Tampons, Prophylaxe von Verletzungen (Maniküre, Pediküre)
  - Verhalten bei Fieber und schwerer Neutropenie (absoluter Neutrophilenwert unter $0{,}5\times10^9$/l): Hospitalisation, Diagnostik von Infektionskrankheiten, Breitbandantibiotika. (Cave: Sepsis mit der Notwendigkeit einer Intensivpflegestation)
- Allogene hämatopoietische SZT: Die Durchführung von allogenen hämatopoietischen SZT und die immunsuppressive Therapie mit ATG sind spezialisierten Zentren vorbehalten

  - Stammzellquelle: Knochenmark wird peripheren Blut-Stammzellen (mit Apherese gewonnen) vorgezogen, weil periphere Stammzellen das Risiko für akute und chronische GVHD erhöhen
  - Spender: HLA-identischer Geschwisterspender (»matched sibling donor«). Falls vorhanden, ist die allogene hämatopoietische SZT Therapie 1. Wahl
- HLA-identischer Geschwisterspender
  - Überleben mit dieser Art der SZT: 85–95 %
  - Konditionierung (vorbereitende Therapie vor SZT): Cyclophosphamid und ATG sowie immunsuppressive Therapie mit Ciclosporin und Methotrexat zur Vorbeugung der GVHD
  - Unerwünschte Wirkungen: Abstoßung (Graft Rejection) in ungefähr 5 % der Fälle, akute GVHD in ungefähr 10–20 %, chronische GVHD in ungefähr 10–30 % und Spätfolgen. Alle unerwünschten Wirkungen sind potenziell letal
  - Die GVHD bringt dem Patienten keine Vorteile (was bei malignen Krankheiten der Fall ist) und sollte auf jeden Fall vermieden werden
  - Risikofaktoren für chronische GVHD: vorherige akute GVHD, hohe Konzentration an kernhaltigen Knochenmarkzellen und Anwendung von peripheren apheretischen Blutstammzellen
- HLA-identischer oder -nichtidentischer nichtverwandter Spender (»matched unrelated donor«)
  - Vor allem bei Kindern, bei denen die immunsuppressive Therapie nicht erfolgreich ist
  - Der Erfolg dieser Art der SZT hat in den letzten 20 Jahren deutlich zugenommen (leukodepletierte Blutprodukte, Verbesserung der HLA-Typisierung und damit bessere Spender- und Empfängerauswahl, Verbesserung der Konditionierung und der Supportivtherapie)
  - Konditionierung: Fludarabin, Cyclophosphamid und ATG, Ciclosporin und Methotrexat oder niedrig dosierte Ganzkörperbestrahlung, Cyclophosphamid und ATG
  - Risiko der GVHD ist höher, vor allem wenn Ganzkörperbestrahlung angewendet wird (proinflammatorische [entzündliche] Wirkung der Strahlentherapie)
  - Abstoßungsrate und Rate an lymphoproliferativen Erkrankungen nach SZT ist höher, wenn Ganzkörperbestrahlung nicht angewendet wird
  - Zur Zeit wird ein modifiziertes Protokoll der European Bone Marrow Transplantation Group bei Kindern ≤14 Jahre angewendet mit Fludarabin, Cyclophosphamid, ATG, und Rituximab. Niedrig dosierte Ganzkörperbestrahlung wird hinzugefügt bei älteren Kindern (≥15 Jahren)

- HLA-nichtidentischer verwandter Spender
  - Mismatch im HLA-System des Spenders zum Empfänger. Auch Eltern können spenden (haploidentische Spender). Letzteres wenn möglich als Therapie auf Grund einer klinischen Studie
  - Auch diese Art der SZT hat sich verbessert ähnlich wie die Transplantation mit nichtverwandtem Spender
  - Stammzellquelle: ebenfalls Knochenmark, aber auch Nabelschnurblut
- Immunsuppressive Therapie
  - Patienten mit SAA oder VSAA vorbehalten, die keine geeigneten Spender haben
  - Patienten mit Nicht-SAA, die Transfusionen von Blutprodukten benötigen
- Immunsuppressive Standardtherapie: ATG und Ciclosporin. Bei pädiatrischen Studien wurde meistens Pferde-ATG verwendet
  - Die Ansprechrate beträgt 60 bis fast 80 % mit einem 10-Jahres-Überleben von höchstens 80 % und einer Rückfallrate von bis zu 30 %
  - Die bisher durchgeführten Studien zeigen, dass ATG vom Pferd in Wirkung dem ATG vom Kaninchen überlegen ist
  - Langzeitanwendung von G-CSF oder anderen hämatopoietischen Wachstumsfaktoren wird nicht empfohlen
  - Die Zugabe von Mycophenolat Mofetil oder Sirolimus zu ATG und Ciclosporin trug nicht zur Verbesserung bei
  - Unerwünschte Nebenwirkungen der immunsuppressiven Therapie sind Rückfall der AA, Infektionskrankheiten inklusive Pilze und das Auftreten von malignen Krankheiten. Es gibt Daten, die zeigen, dass im Langzeitverlauf ein Risiko von 8–25 % für MDS und akute myeloische Leukämie unter immunsuppressiver Therapie besteht

8.10 Zukunft

- Weitere Verbesserung der alternativen hämatopoietischen SZT (HLA-nichtidentische verwandte Spender, HLA-identische und -nichtidentische nichtverwandte Spender)
- Verbesserung der Spenderidentifikation (präzisere Identifikation, schnellere Verfügbarkeit)
- Verbesserung der Maßnahmen der GVHD-Prophylaxe
- Verbesserte Risikoabschätzung (Telomerlänge). Patienten mit kürzeren Telomeren in peripheren Blutleukozyten erlitten häufiger einen Rückfall der AA (2-mal) und haben 4- bis 6-fach erhöhtes Risiko der Entwicklung eines MDS oder einer Leukämie
- Kostenreduktion

- Optimierung der Vernetzung von Zentren
- Identifikation der Ursachen der AA und verbessertes Verständnis der Pathogenese
- Verbessertes Vorhersagen maligner Evolution

8.11 Zusammenfassung

- AA ist eine erworbene Erkrankung mit Zerstörung des blutbildenden Knochenmarks und Panzytopenie im peripheren Blut (Anämie, Thrombozytopenie und Leukopenie), allerdings zeigen neuere Kenntnisse, dass erworbene und genetische Faktoren (Risikofaktoren) zur Entwicklung einer AA führen können
- Die idiopathische erworbene AA kann von erworbenen AA mit bekannter Ursache und von den angeborenen Krankheiten mit Knochenmarkinsuffizienz unterschieden werden
- Die Therapie der idiopathischen SAA umfasst die allogene hämatopoietische SZT, falls ein HLA-identischer Geschwisterspender vorhanden ist und immunsuppressive Therapien, falls kein geeigneter Spender für eine SZT vorhanden ist
- Die allogene hämatopoietische SZT mit Knochenmark als Stammzellquelle von einem HLA-identischen Geschwisterspender hat einen hohen therapeutischen Erfolg und akzeptable Komplikationsraten
- Alternative hämatopoietische SZT (HLA-identische und -nichtidentische nichtverwandte Spender und HLA-nichtidentische verwandte Spender) haben sich in den letzten 20 Jahren deutlich verbessert
- Die immunsuppressive Therapie setzen sich standardmäßig aus ATG und Ciclosporin zusammen. Sie sind mit einer hohen Ansprechrate assoziiert. Im Langzeitverlauf werden vermehrt maligne Krankheiten wie MDS und akute myeloische Leukämie beobachtet

Algorithmus hämolytische Anämien

A. Schifferli

Th. Kühne, A. Schifferli, *Kompendium Kinderhämatologie*,
DOI 10.1007/978-3-662-48103-5_9, © Springer-Verlag Berlin Heidelberg 2016

9.1 Einleitung

- Die Tabelle (◘ Tab. 9.1) kann von oben nach unten gelesen werden (vom Symptom aus), oder von unten nach oben (von der Diagnose aus)
- Hämolytische Anämien sind mittels Routine-Laboruntersuchungen ätiologisch nicht zu unterscheiden. Hämolyse-Zeichen wie Retikulozyten, LDH, indirektes Bilirubin, ASAT und Haptoglobin ermöglichen keine Diagnosestellung, sondern beschreiben lediglich die Hämolyse
- Weitere anamnestische Angaben, insbesondere ob das Geschehen schon einmal aufgetreten ist (Spalte: Rezidivierend), neu/akut sich manifestiert

◘ **Tab. 9.1** Algorithmus hämolytische Anämien

Definition Hämolyse:
Anämie (siehe Altersnormwerte) mit Zeichen der Hämolyse im Labor: **Retikulozyten, LDH, indirektes Bilirubin, ASAT erhöht, Haptoglobin erniedrigt**

1. Anamnese Blässe, Müdigkeit, Leistungsintoleranz, Ikterus, Dyspnoe, Appetitlosigkeit		**Akut**				
2. Herkunftsanamnese typisch		Nein	Nein	Nein	Nein	Ja
3. Familienanamnese positiv		Nein	Nein	+/–	Nein	+/–
4. Klinik	Splenomegalie	Ja	Nein	Nein	+/–	+/–
	Schmerkrisen	Nein	Nein	Nein	Nein	Nein
5. Zusatzuntersuchungen	**Differenzialblutbild**					
	Sphärozyten	Ja	Ja			
	Targetzellen					
	Sichelzellen					
	Fragmentozyten			Ja	Ja	
	Bite cells					Ja
	Heinz' Innenkörperchen					Ja
	Hämoglobinurie (Urinstix)	Nein	Ja	Ja	+/–	Ja
	Coombs-Test positiv	Ja	Ja	Nein	Nein	Nein
	Osmotischer Test					
	Hb-Elekrophorese					

(Spalte: Akut) oder ob die Anämie schon länger diagnostiziert wurde (Spalte: Chronisch) können bei der Diagnosestellung helfen
- Weitere wichtige Angaben wie Familienanamnese (z. B. Elternteil splenektomiert als Hinweis auf eine Sphärozytose), Herkunftsanamnese (z. B. Afro-Amerikaner hinweisend auf die Sichelzellkrankheit und andere Hämoglobinopathien oder G6PD-Mangel), klinisches Bild, sowie der Blutausstrich und weitere Spezialuntersuchungen (Zeilen links, Punkt 4) sollten dann beantwortet werden, um möglichst die richtige Diagnose stellen zu können (als X dargestellt)

Chronisch						Rezidivierend		
Nein	Nein	Nein	Ja	Ja	Nein	Nein	Ja	Nein
Nein	+/–	+/–	+/–	+/–	–	Nein	+/–	+/–
+/–	Ja	Ja	+/–	+/–	Ja	Ja	+/–	Ja
Nein	Nein	Nein	Ja	Nein	Nein	Nein	Nein	Nein
		Ja				Ja		Ja
			Ja					
			Ja					
Ja								
				Ja			Ja	
				Ja			Ja	
+/–	Nein	Nein	Nein	+/–	Ja	Nein	Ja	Nein
Nein	Nein	Nein	Nein	Nein	Nein	Ja	Nein	Nein
	Neg	Pos			Neg			Pos
			Pos					

Tab. 9.1 (Fortsetzung)

Definition Hämolyse:
Anämie (siehe Altersnormwerte) mit Zeichen der Hämolyse im Labor: **Retikulozyten, LDH, indirektes Bilirubin, ASAT erhöht, Haptoglobin erniedrigt**

Wahrscheinliche Diagnose – extrinsische Form	**AIHA** mit extravasaler Lyse: z. B. Wärme-Agglutinine	X				
	AIHA mit intravasaler Lyse: PKH, IgM-Agglutinine		X			
	HUS/TTP			X		
	DIC				X	
	Vitium					
	Hypersplenismus					
Wahrscheinliche Diagnose – intrinsische Form	**Membranopathie (z. B. Sphärozytose)**					
	Sichelzellkrankheit					
	G6PD-Mangel					X
	PK-Mangel					

Neg negativ, Pos positiv

X

X

X

X X

X

X X

X

Autoimmunhämolytische Anämien

A. Schifferli

Th. Kühne, A. Schifferli, *Kompendium Kinderhämatologie*,
DOI 10.1007/978-3-662-48103-5_10, © Springer-Verlag Berlin Heidelberg 2016

10.1 Einleitung

- Die AIHA ist durch das Auftreten von Autoantikörpern gekennzeichnet, die gegen die eigenen Erythrozyten gerichtet sind und wegen Hämolyse zu einer Verkürzung der erythrozytären Lebenszeit führen
- Die Art (Isotyp) des Antikörpers, seine Fähigkeit Komplement zu aktivieren und seine Temperatureigenschaften, bestimmen die Klinik
- Im Kindesalter ist die AIHA meist ein para- und postinfektiöses Geschehen. Beim Erwachsenen entsteht die AIHA häufig im Rahmen eines Immundefektes, einer Autoimmunerkrankung oder paraneoplastisch bei lymphoproliferativen Erkrankungen

10.2 Epidemiologie

- Die Inzidenz beträgt 1:80.000 (seltener als die ITP und häufiger als die erworbene aplastische Anämie)
- Alle Altersgruppen können betroffen sein. Bei Adoleszenten kommt die AIHA häufiger im Rahmen einer systemischen Erkrankung vor (sekundäre Form)
- Bei Erwachsenen findet man in 70–80 % der Fälle Wärmeagglutinine. Im Kindesalter sind Wärmeagglutinine weniger häufig als im Erwachsenalter, bleiben aber die häufigste Art von Autoantikörper (>50 %)
- Die paroxysmale Kältehämoglobinurie (Donath-Landsteiner-Typ) ist die 2. häufigste Form der AIHA im Kindesalter. Die Kinder sind fast immer jünger als 10 Jahre

10.3 Ursache, Pathophysiologie und Pathogenese

- Die Beladung von Erythrozyten mit Autoantikörpern führt zu einer verkürzten Überlebenszeit der Erythrozyten durch Immunphagozytose (Fc-Rezeptor-vermittelte Phagozytose durch Monozyten der Milz, der Leber und des Knochenmarks), diesen Vorgang nennt man extravasale Lyse
- Die Makrophagen können Erythrozyten phagozytieren, häufig werden aber nur Membrananteile phagozytiert. So entstehen Mikrosphärozyten
- Gewisse Antikörper können zusätzlich das Komplementsystem aktivieren und somit zu einer intravasalen Lyse führen. Dies ist beim IgM-Isotyp der Fall. Durch Entstehung eines Pentamers sind sie sehr effiziente Aktivatoren des Komplementsystems. Die Erythrozyten werden durch den Membranangriffskomplex in der Zirkulation lysiert. Dies führt zu einer Hämoglobinämie und Hämoglobinurie

- Die Bindung der Autoantikörper an Erythrozyten ist temperaturabhängig. Die Bezeichnung Kälteagglutinine bedeutet ein Bindungsoptimum bei einer Temperatur von <30° C (meist bei 4° C). Dagegen zeigen Wärmeagglutinine ein Bindungsoptimum bei Körpertemperatur, also 37° C
- Zielantigene am Erythrozyten sind meistens Proteine (Wärmeagglutinine) oder Polysaccharide (IgM-Autoantikörper). Wenn das Zielantigen ein universal auftretendes Antigen ist (z. B. Rhesus), nennt man es ein panreaktives Antigen

10.3.1 AIHA-Subtypen

- AIHA als Teilmanifestation einer Grunderkrankung, z. B. bei systemischem Lupus erythematodes, Immundefizienz-Syndromen, weiteren Autoimmunerkrankungen, HIV-Infektion
- IgG-Wärmeagglutinine (häufigste Form)
  - IgG-(selten IgA-)Beladung führt zu Fc-vermittelter extravasalen Lyse vor allem in der Milz. Komplementaktivierung ist unterschiedlich: IgG1 und IgG3 > IgG2 > IgA. IgG4 aktiviert das Komplementsystem nicht
  - Ursache: idiopathisch (unbekannte Ursache), infektiös, medikamentös-induziert (z. B. Penicilline, Cephalosporine, Tetrazykline, Erythromycin, Paracetamol, Ibuprofen), Autoimmunkrankheiten (z. B. Lupus erythematodes, Colitis ulcerosa), Immundefizienz-Syndrome (z. B. CVID), lymphoproliferative Erkrankungen
- IgG-Donath-Landsteiner-Antikörper (paroxysmale Kältehämoglobinurie, zweithäufigste Form)
  - Ist eine Sonderform! Es sind komplementaktivierende biphasische IgG-Kälteautoantikörper, die zur intravasalen Lyse führen
  - Ursache: postinfektiös (IOLW, VZV, Masern, Mumps, Grippe, Mykoplasmen), nach Masern-Impfung
- IgM-Kälteagglutinine
  - IgM-Beladung und Aktivierung des Komplementsystems mit intravasaler Lyse als Folge und vor allem Phagozytose in der Leber (Komplementrezeptor)
  - Ursache: idiopathisch, postinfektiös (z. B. Mykoplasmen, EBV), sehr selten lymphoproliferative Erkrankungen (z. B. Morbus Hodgkin)

10.4 Klinik

> **Trias: Anämie-Symptome + Ikterus und/oder dunkler Urin**

- Die Erkrankung kann sich akut, subakut oder chronisch manifestieren
- Die paroxysmale Kältehämoglobinurie ist immer akut
- Symptome: Blässe, Gelbsucht (Skleren Ikterus), Müdigkeit, Dyspnoe, Tachykardie und Leistungsabfall
  - Bei der akuten Form häufig zusätzlich Bauch- und/oder Flankenschmerzen, selten Fieber und Schüttelfrost (intravasale Hämolyse)
  - Bei der intravasalen Lyse kommt es zu einer Hämoglobinurie mit sehr dunklem Urin
  - Bei der extravasalen Lyse: Hepato- und/oder Splenomegalie
  - Bei Kälteagglutininen ist typischerweise eine Zyanose der Akren bei niedrigen Raumtemperaturen zu sehen. Im Unterschied zum Raynaud-Phänomen kommt es zu keiner reaktiven Hyperämie

10.5 Diagnostik

- Klinik: häufig akutes Krankheitsbild bei einem sonst gesunden Kind. Auch subklinische Zufallsdiagnosen möglich
- Differenzialblutbild: normochrome, normozytäre Anämie (MCH und MCV normal) mit Retikulozytose, Leukozyten und Thrombozyten sind normal oder erhöht
  - Bei der Immunphagozytose (vor allem bei IgG-Autoantikörpern) treten Mikrosphärozyten im Blutbild auf. Diese Kugelzellbildung entsteht, wenn Membrananteile durch Makrophagen phagozytiert werden.
    In großer Anzahl können diese Sphärozyten zu einem erhöhten MCHC führen
  - Einzelne Teardrops (in Form einer Träne) und Fragmentozyten sind möglich
  - Oft können erythrozytäre kernhaltige Vorstufen (Normoblasten) im peripheren Blut beobachtet werden
  - Aufgrund von erythrozytären Verklumpungen, können in der maschinellen Aufzählung falsche »Riesenerythrozyten« auftreten (MCV 180–250 fl)
  - Bemerkung: Bei Verdacht auf Autoantikörper vom Kälte- oder Donath-Landsteiner-Typ muss die Blutprobe unmittelbar nach der Abnahme auf 37 °C gehalten werden, um eine sofortige Agglutination zu verhindern

- Hämolysezeichen: indirektes Bilirubin, freies Hämoglobin, LDH und ASAT erhöht. Haptoglobin erniedrigt. (Cave: Haptoglobin ist ein APP und kann bei Infektionskrankheiten falsch normal sein.) Bei Säuglingen ist die Haptoglobin-Synthese eingeschränkt (unreif)
- Bei der intravasalen Lyse: Hämoglobinurie (Urinstix für Erythrozyten positiv, im Sediment jedoch negativ)
- DAT positiv
  - Der DAT erkennt an Erythrozyten gebundene Antikörper oder Komplementbestandteile
  - Der in der Routine verwendete polyspezifische Coombs-Test erfasst nur eine IgG- und Komplement-C3d-Beladung, als indirekten Hinweis auf Kälteagglutinine (IgM-Autoantikörper) oder Donath-Landsteiner-Antikörper
  - Bei Verdacht auf das Vorhandensein von Kälteagglutininen oder IgA-Autoantikörpern muss der Verdacht explizit im Labor erwähnt werden. Dies ermöglicht den Einsatz von monospezifischen Coombs-Test-Seren
  - Bei einem positiven direkten Coombs-Test sollte der Antikörper weiter charakterisiert werden (Isotyp, Komplementaktivierung, Temperaturoptimum, Zielantigen am Erythrozyt). Diese Tests werden meist durch die Blutbank durchgeführt

10.6 Differenzialdiagnosen

- Sekundäre AIHA, z. B. bei gleichzeitig vorkommender ITP (Evans-Syndrom), bei lymphoproliferativen Erkrankungen oder Immundefizienz-Syndrom
- Intrinsische hämolytische Anämien
  - Kugelzellanämie (Sphärozytose): Familienanamnese häufig positiv, Coombs-Test negativ, Sphärozyten deutlicher zu sehen als bei der AIHA, Diagnose durch osmotische Resistenz-Prüfung der Erythrozyten
  - Enzymopathie (G6PD-Mangel, PK-Mangel)
- Extrinsische hämolytische Anämien
  - Mikroangiopathien, z.B. HUS (Thrombozytopenie, erythrozytäre Fragmentozyten und Niereninsuffizienz), TTP (Thrombozytopenie, neurologische Symptome)
  - Hypersplenismus (häufig gleichzeitig vorkommende Thrombozytopenie, angeborene Stoffwechseldefekte)

10.7 Therapie

- Bluttransfusionen erfordern aufwändige Type & Screen Testungen. Im Falle eines panreaktiven Antikörpers kann es unmöglich werden, ein »kompatibles« Blut zu finden. Trotz allem kann eine Transfusion lebensrettend sein, auch wenn die Hämolyse verstärkt wird

10.7.1 Wärmeagglutinine

- Methylprednisolon i.v 1–2 mg/kg KG alle 6 h bei schwerer Anämie. Danach Prednison 1–2 mg/kg KG/d p. o. Ein Ansprechen ist in 80 % der Fälle zu erwarten. Steroide vermindern die Autoantikörperproduktion (Wirkung nach Tagen bis Wochen) und scheinen die Dichte von Fcγ-Rezeptoren auf den Phagozyten in der Milz zu vermindern (Wirkung nach 24–48 h). Die Startdosis soll je nach Klinik nach 2–4 Wochen sehr langsam (über mehrere Wochen bis Monate) reduziert werden
- Bei lebensbedrohlichen Situationen (Hb unter 5 g/dl) zusätzlich IVIG-Gabe (ein Ansprechen konnte bei Kindern nicht gezeigt werden, aktuell nur bei Erwachsenen als Therapieoption empfohlen)
- Bei Nichtansprechen durch Steroide oder IVIG oder chronische Formen: Immunsuppression mit z. B. Dexamethason-Pulsen, Azathioprin, Cyclophosphamid oder Rituximab oder selten Splenektomie (kontraindiziert bei Kindern unter 6 Jahren). Therapieerfolge der Second-Line-Therapie ca. 40–60 %

10.7.2 Kälteagglutinine und Donath-Landsteiner-Antikörper

- Supportive Maßnahmen
  - Als wichtigste Maßnahme: Kälteschutz
  - Gute Hydrierung (wegen der Hämoglobinurie sollte die Nierenfunktion und Urinproduktion regelmäßig kontrolliert werden)
  - Selten Bluttransfusion notwendig
- Steroide und Immunsuppression sind schlecht wirksam. Steroide können bei der paroxysmalen Kältehämoglobinurie wirksam sein
- Plasmapherese in schweren lebensbedrohlichen Fällen

10.8 Prognose

- Kälteagglutinine: sehr gut, meistens selbstlimitierend (vor allem post- und parainfektiöse Formen, typischerweise bei der paroxysmalen Kältehämoglobinurie)
- Wärmeagglutinine: Chronifizierung möglich (vor allem bei idiopathischen Formen)

10.9 Zusammenfassung

- AIHA im Kindesalter meist idiopathisch oder para-/postinfektiös, häufig selbst limitierend
- Bluttransfusionen können lebensrettend sein

Hereditäre Sphärozytose

Th. Kühne

Th. Kühne, A. Schifferli, *Kompendium Kinderhämatologie*,
DOI 10.1007/978-3-662-48103-5_11, © Springer-Verlag Berlin Heidelberg 2016

11.1 Einleitung

- Die HS (Kugelzellanämie) ist eine Gruppe von angeborenen hämolytischen Anämien, die größtenteils einem autosomal-dominanten Erbgang folgt. Es sind aber auch Neumutationen in der maternalen Keimbahn und autosomal-rezessive Erbgänge beschrieben
- Bei dieser Erkrankung ist die Funktion der Zellmembran verändert, ähnlich wie bei anderen Erkrankungen, wie z. B. HE, SAO, und HSt. Es handelt sich um Gendefekte, die Zellmembran-regulierende und -stabilisierende Proteine der Zellmembran und des Zytoskeletts betreffen
- Die HS ist charakteristischerweise in Klinik, Labor und Pathophysiologie heterogen

11.2 Epidemiologie

- HS kommt in allen ethnischen Gruppen vor
- Häufigste angeborene hämolytische Anämie: ca. 1 pro 2.500 Personen mit Nordeuropäischem Ursprung. Die Prävalenz in Deutschland beträgt 1:5.000
- Wahrscheinlich ist die HS häufiger, da es asymptomatische und oligosymptomatische Patienten gibt

11.3 Ursache, Pathophysiologie und Pathogenese

- Die HS wird bei ca. 2/3 der Patienten autosomal-dominant vererbt
- Es finden sich Mutationen in den Ankyrin- (50 %), β-Spektrin- (20 %), Band 3- (20 %) oder anderen Genen (10 %)
- Bei den übrigen Patienten kommen autosomal-rezessive Erbgänge (15 %) und Neumutationen (15 %) vor. Beim autosomal-rezessiven Erbgang finden sich Mutationen in Genen, die für das α-Spektrin oder das Protein 4.2 kodieren
- Die Anämie kommt durch splenische Sequestration zustande, die zu einer Verkürzung der erythrozytären Lebensdauer führt
- Erythrozyten bei HS haben eine zu kleine Zelloberfläche in Relation zum intrazellulären Volumen (erhöhtes MCHC), so dass die Zelle rund (kugelig) wird und eine veränderte Zellmembranfunktion aufweist (Verlust an Deformierbarkeit, was zu erhöhter Zellfragilität führt). Die erhöhte Fragilität der Erythrozyten führt zu vermehrter Vesikelbildung in der Membran und damit zu weiterem Membranverlust. Deshalb werden diese Erythrozyten in den Billroth´schen Kanälen der Milz abgefangen und durch das monozytäre-phagozytäre System der Milz phagozytiert

- Die am häufigsten betroffen erythrozytären Proteine sind Ankyrin, α- und β-Spektrin, Band 3 und Protein 4.2
- Der Schweregrad der Krankheit steht in Zusammenhang mit dem Grad der Reduktion der Zelloberfläche und reicht von asymptomatischen Patienten bis zu Patienten mit schweren rezidivierenden hämolytischen Krisen inklusive des selten vorkommenden Hydrops fetalis

11.4 Klinik

- Die HS kann bereits in der Neugeborenenzeit oder sogar während der Schwangerschaft diagnostiziert werden, wenn eine schwere Form vorliegt (■ Tab. 11.1). Leichte HS werden oft später entdeckt oder sind bekannt, weil andere Familienmitglieder betroffen sind
- Es zeigen sich die Symptome einer hämolytischen Anämie: Blässe, Ikterus wegen der Hyperbilirubinämie, Dunkelfärbung des Urins (Urobilinogen) und Splenomegalie
- Ikterus kann sich bereits beim Neugeborenen zeigen (Icterus prolongatus neonatorum), wobei zu diesem Zeitpunkt eine Splenomegalie fehlen kann. In der Regel wird dieser Ikterus mit Phototherapie behandelt. Hydrops fetalis kann vorkommen, ist aber bei HS selten und oft mit Defekten im Band 3 oder im Spektrin assoziiert
- Gallensteine als Folge der Hyperbilirubinämie können bereits im Kindesalter zu Beschwerden führen, bleiben aber oft asymptomatisch. In der Adoleszenz und im Erwachsenenalter tritt die typische Trias auf

> **Trias: Blässe mit regeneratorischer Anämie (Anämie bei Retikulozytose) + Ikterus + Splenomegalie mit Gallensteinen**

- Hämolytische Krisen (Blässe, Ikterus, dunkler Urin bei Splenomeglie) können oft durch Infektionskrankheiten ausgelöst werden und zeigen oft einen eher milden Verlauf ohne Transfusionsindikation. Im Labor zeigen sich die typischen Hämolysezeichen: normochrome, normozytäre Anämie (Makrozytose bei stark erhöhter Retikulozytenzahl), Retikulozytose, indirekte Hyperbilirubinämie, erhöhte LDH und erniedrigtes Haptoglobin
- Aplastische Krisen (Blässe, normochrome normozytäre Anämie mit Retikulozytopenie) ist oft mit einer Parvovirus-B19-Infektion vergesellschaftet, selten mit HHV6/7. Cave: Das typische Ringelröteln-Exanthem fehlt bei Sphärozytose-Patienten

Tab. 11.1 Klinische Schweregrade der HS (mod. nach Da Costa et al. 2013)

	Milde HS	Mittelschwere HS	Schwere HS	Sehr schwere HS
Hb (g/L)	Normal	>80	60–80	<60
Retikulozyten (%)	<6 %	6–10 %	>10 %	>10 %
Bilirubin (μmol/l)	17,1–34,2	>34,2	34,2–51,3	>51,3
Erythrozyten-Morphologie	Wenig Sphärozyten	Sphärozyten	Sphärozyten	Mikrosphärozyten, Poikilozytose
Osmotische Resistenz (Frischblut)	Normal oder leicht erhöht	Erhöht	Erhöht	Erhöht
Osmotische Resistenz (inkubiert)	Erhöht	Erhöht	Erhöht	Erhöht
Erbgang	Autosomal-dominant	Autosomal-dominant, Neumutation	Autosomal-dominant, Neumutation	Autosomal-rezessiv

11.5 Diagnostik

- Anamnese: persönliche Anamnese einer hämolytischen Anämie, evtl. Ikterus prolongatus neonatorum, hämolytische Krisen mit Ikterus, dunklem Urin, Blässe, Bauchschmerzen (Gallensteine), Splenomegalie. Positive Familienanamnese, oft in jeder Generation (oft autosomal-dominanter Erbgang)
- Körperuntersuchung: Blässe, Ikterus (Cave: Blässe imponiert an der Haut oft als Pseudoikterus), Sklerenikterus, Splenomegalie
- Ultraschall (Splenomegalie)
- Laboruntersuchungen (Blutbild, Hämolysezeichen, osmotische Resistenzprüfung, EMA-Bindung, Ektazytometrie, Erythrozytenmembran-Analyse)
  - Blutbild: Anämie, Retikulozytose, leicht erhöhtes MCHC (>35 g/dl), erhöhtes RDW (>15,5 %) (unterschiedliche Erythrozytenvolumina)

- Blutausstrich: Erythrozyten-Morphologie, polychromatische Erythrozyten, kernhaltige Erythrozyten (Normoblasten), Anisozytose, Poikilozytose, Sphärozyten
- Hämolysezeichen: Retikulozytose, erhöhtes indirektes Bilirubin, erhöhte LDH, erniedrigtes Haptoglobin, erhöhtes freies Hämoglobin. Direkter Coombs-Test negativ
- Osmotische Resistenzprüfung (osmotische Fragilität): Die Messung der osmotischen Resistenz (Fragilität) im Frischblut und nach Inkubation gilt als Standardmessung. Dabei wird die Lyse von Erythrozyten in verdünnten Kochsalzlösungen mit absteigender Osmolarität gemessen. Auf Grund des Verlustes der Membranoberfläche in Relation zum intrazellulären Volumen, können HS-Erythrozyten der Zunahme von kleinen freien Wassermengen in hypotoner Salzlösung nicht widerstehen und hämolysieren früher als normale Erythrozyten
- EMA-Bindung: HS-Erythrozyten binden EMA weniger gut als normale Erythrozyten und können im Durchflusszytometer gemessen werden (verminderte EMA-Bindung)
- Ektazytometrie: Ist ein hoch sensitiver Test der Membrandeformität. Nur in wenigen spezialisierten Zentren erhältlich. EMA-Bindung und Ektazytometrie können verbunden werden und sind ebenfalls nur in spezialisierten Zentren erhältlich. Die britischen Therapie-Richtlinien empfehlen den Kryohämolyse-Test und die EMA-Bindung als Screening-Untersuchungen (Bolton-Maggs et al. 2011)
- Erythrozytenmembran-Analyse (SDS-PAGE): Biochemische Analyse der Erythrozytenmembranproteine. Wird für die Diagnostik selten angewendet. Gemäß britischer Therapierichtlinien ist die Membrananalyse indiziert,
  1. wenn der klinische Phänotyp schwerer ist als die Erythrozytenmorphologie suggeriert,
  2. wenn die Erythrozytenmorphologie schwerer ist als durch das Blutbild der Eltern vorhersehbar, bei denen ein Elternteil von HS betroffen ist, und
  3. wenn die Diagnose vor der Splenektomie unklar bleibt,
  4. wenn eine Abnormalität der Na^+/K^+-Permeabilität vorliegt (wie bei der HSt).
- Die Membrananalyse ist nicht notwendig, wenn Morphologie und Indizes der Erythrozyten typisch für HS sind

- Gen-Analyse der Erythrozytenproteine: molekularbiologische Analyse des für die HS ursächlichen genetischen Defektes. Wird in der Regel nicht durchgeführt (enorme Zahl von Mutationen, Heterogenität möglicher Mutationen, hohe Kosten)

- Die britischen Therapierichtlinien halten fest, dass Patienten mit einer positiven Familienanamnese für HS und mit typischen klinischen (▶ Abschn. 11.4) und typischen Laboreigenschaften (Sphärozyten, erhöhtes MCHC, Retikulozytose) keine zusätzlichen Labortests benötigen
- Dem Schweregrad der HS und dem Patientenalter angepasste regelmäßige klinische Kontrollen. Im Neugeborenen und Kleinkindesalter monatliche und später 2 monatliche Kontrollen, später seltener

11.6 Differenzialdiagnosen

- Erworbene Krankheiten. immunhämolytische Anämien, ABO-Inkompatibilität im Neugeborenenalter, TMA, Hämolyse durch Toxine oder durch Infektionskrankheiten, hämolytische Transfusionsreaktionen
- Hereditäre Defekte von Erythrozytenenzymen (PK-Mangel). Bei Patienten mit HS findet sich häufig eine leicht verminderte PK-Aktivität, einhergehend mit Grad der Retikulozytose. Der PK-Mangel ist in der mittel- und nordeuropäischen Bevölkerung nach der Sphärozytose die zweithäufigste Ursache angeborener hämolytischer Anämien
- Die seltenen instabilen Hämoglobinvarianten (z. B. Hb Zürich oder Hb Köln) können zu Mikrosphärozyten im Blutausstrich führen und enthalten Heinz'sche Innenkörper: Hämoglobin-Präzipitate (Verklumpungen)
- HE: In der Regel sind folgende Gene betroffen: α-Spektrin (*SPTA1*), β-Spektrin (*SPTB*) oder Protein 4.1R Gene. Heterogener Phäno- und Genotyp mit autosomal-dominantem Erbgang. Häufig sind Patienten asymptomatisch mit zufällig entdeckter HE im Blutausstrich. Aber auch ähnliche Symptomatik wie bei HS. Oft ähnlich Befunde wie bei HS. Osmotische Resistenz ist jedoch erst bei mittelschwerem und schwerem Verlauf erniedrigt
- HPP: Der Name Pyropoikilozytose weist daraufhin, dass die Erythrozyten hitzeinstabil sind und ab ca. 45°C fragmentieren. HPP ist eine seltene schwere hämolytische Anämie, die eine Erythrozytenmorphologie aufweist, die mit Verbrennungen ähnlich ist. Im Blutausstrich ausgeprägte Poikilozytose. Je stärker die Fragmentierung, desto geringer das MCV, das bei Erkrankungen der Erythrozytenmembran in der Regel normal ist. Die HPP kann als schwere Variante der HE bezeichnet werden. Ein Drittel der Familienmitglieder von HPP-Patienten haben HE. HPP kommt vor allem bei Patienten mit afrikanischem Ursprung vor. Die meisten Patienten mit HE und HPP weisen Defekte im Spektrin auf. Diagnostik der HPP: Elliptozyten und Fragmentozyten, mikrozytäre Anämie, Retikulozytose, Hämolysezeichen, abnorme EMA-Bindung und inkubierte osmotische Resistenz, wie bei HS

- HSt: Ist eine Permeabilitätsstörung von Kationen. Erhöhte intrazelluläre Na^+- und K^+-Konzentration. Erniedrigte osmotische Resistenz. Im Blutausstrich Stomatozyten. MCV oft erhöht, MCHC oft erniedrigt. Splenektomie kann Hämolyse nicht beeinflussen und ist deshalb kontraindiziert
- Hereditäre Xerozytose: Wird auch als dehydrierte hereditäre Stomatozytose bezeichnet. Hämolyse kann durch Splenektomie nicht beeinflusst werden, diese ist deshalb und wegen ihrer Komplikationen kontraindiziert. Es handelt sich um eine Permeabilitätsstörung der univalenten Kationen (Na^+ und K^+). Es kommt zu veränderter intrazellulärer Kationenkonzentration mit erniedrigter Na^+- und K^+-Konzentration und zu verändertem Zellvolumen. Leicht erhöhte osmotische Resistenz. Wie bei HS autosomal-dominanter Erbgang und heterogene Klinik (asymptomatisch bis schwere Hämolyse). Gehäuft Hydrops fetalis. Blutbild oft unauffällig mit seltenen Stomatozyten
- CDAII: Keine bis einzelne Sphärozyten im Blutausstrich, jedoch ausgeprägte Poikilozytose, oft mit basophiler Tüpfelung der Erythrozyten. Keine Retikulozytose und im Verhältnis zur Anämie nicht erhöhte Retikulozyten. Verminderte EMA-Bindung

11.7 Therapie

- Eine Therapie der Ursache des genetischen Defektes ist nicht möglich
- Symptomatische Therapie: Bluttransfusion. Hämolytische Krisen machen eine Bluttransfusion selten, aplastische Krisen können eine Transfusion notwendig machen. Gemäß deutscher Therapierichtlinien sollte ein Hämoglobinabfall unter 50–60 g/l vorliegen und/oder entsprechende klinische Symptomatik
- Folsäure bei mittelschwerer und schwerer HS
- Splenektomie
  - Wird in nationalen publizierten Therapierichtlinien festgelegt
  - Operation wird offen oder laparoskopisch durchgeführt
  - Indikation zur nahezu vollständigen (Teilsplenektomie) oder zur vollständigen Splenektomie sollte im Team (Board) indiziert werden. Probleme nach Teilsplenektomie: persistierende Hämolyse und Notwendigkeit der Nachresektion. Vorteil: Erhalt von splenischer Funktion mit geringerem Risiko von Sepsis
  - Splenektomie ist eine effiziente Therapie, allerdings mit Komplikationen
    - Morbidität (Thromboserisiko, Infektionskrankheiten des asplenischen Patienten) und sehr geringes intra- und postoperatives Mortalitätsrisiko
    - Infektionskrankheiten mit dem Risiko von septisch-toxischem Schock (OPSI-Syndrom) durch bekapselte Bakterien (0,1–0,4 %), wie z. B.

Tab. 11.2 Dauer der Penicillinprophylaxe (Es existieren verschiedene Richtlinien)

Alter bei Splenektomie	**Mindestdauer der Penicillinprophylaxe**
<6. Lebensjahr	6 Jahre
6.–10. Lebensjahr	4 Jahre
>10. Lebensjahr	3 Jahre

Tab. 11.3 Penicillindosis für Prophylaxe (Penicillin V, es existieren verschiedene Richtlinien)

Dosis Penicillin	**Alter**
2×200.000 E/Tag	Bis vollendetes 5. Lebensjahr
2×400.000 E/Tag	Ab 6. Lebensjahr
50.000 E/kg KG; maximal 2×1,5 Mio. E	Ab 12. Lebensjahr

Pneumokokken und Notwendigkeit der ärztlichen Kontrolle und antibiotischen Therapie bei Fieber. Vor Splenektomie sollten deshalb Impfungen gemäß den Empfehlungen in Therapierichtlinien durchgeführt werden. Postoperative Penizillinprophylaxe je nach Alter bei Splenektomie. Das Alter bei Splenektomie sollte mindestens 5–7 Jahre sein, früher nur in Ausnahmen (sehr schwere HS), auf keinen Fall vor dem 3. Lebensjahr

- Penicillinprophylaxe, auch nach Teilsplenektomie
- Mindestdauer der Penicillinprophylaxe ist abhängig vom Zeitpunkt der Splenektomie (Tab. 11.2, Tab. 11.3)
- Bei Penizillinallergie kann ein Makrolid-Antibiotikum gegeben werden. Da schwere, z. T. tödliche Infektionen auch Jahrzehnte nach Splenektomie auftreten können, wird teilweise eine lebenslange Penizillinprophylaxe empfohlen. Bei hochfebrilen Infekten: Breitbandantibiotikum (Amoxicillin + Clavulansäure oder Cephalosporine 2. oder 3. Generation)

11.8 Prognose

- Hängt vom Schweregrad der HS und von der Indikation zur Splenektomie ab (milde Form der HS ohne Splenektomie)

11.9 Zukunft

- Kausale Therapie des Gendefektes

11.10 Zusammenfassung

- HS ist eine chronisch hämolytische Anämie
- Die Diagnose der HS kann simpel sein, wenn die Anamnese, der Körperstatus und das Labor typisch sind
- Die differenzialdiagnostischen Erwägungen sind sehr wichtig, z. B. ist bei der HSt die Splenektomie kontraindiziert
- Es gibt verschiedene klinische Schweregrade der HS
- Die Splenektomie kann sehr effizient sein, hat aber auch Nachteile (erweiterte Impfungen, postoperative Penizillinprophylaxe, verantwortliches Handeln durch den Patienten bei Fieber, Morbidität und Mortalität der Splenektomie)

Referenzen

Bolton-Maggs P et al. (2012) Guidelines for the diagnosis and management of hereditary spherocytosis - 2011 update. Br J Haematol. 156:37-49

Da Costa L. et al. (2013) Hereditary spherocytosis, elliptocytosis, and other red cell membrane disorders. Blood Reviews 27:167-178

Engelhardt M et al. (2013) Prävention von Infektionen und Thrombosen nach Splenektomie oder funktioneller Asplenie. Onkopedia Leitlinien, Deutsche Gesellschaft für Hämatologie und medizinische Onkologie e.V. Zugegriffen: 15.06.2015

Eber SW et al. (2010) Hereditäre Sphärozytose. Leitlinie der Gesellschaft für Pädiatrische Onkologie und Hämatologie. AWMF Leitlinie. AWMF-Register Nr. 025/018. AWMF online, http://www.awmf.org/uploads/tx_szleitlinien/025-018l_S1_Hereditaere_Sphaerozytose.pdf. Zugegriffen: 15.06.2015

Favismus und andere Erkrankungen der erythrozytären Enzyme

A. Schifferli

Th. Kühne, A. Schifferli, *Kompendium Kinderhämatologie*,
DOI 10.1007/978-3-662-48103-5_12,

12.1 Einleitung

- Es existieren mehrere erythrozytäre Enzymdefekte der Glykolyse. Die häufigste und klinisch relevanteste Form ist der G6PD-Mangel (Favismus). Die Vererbung ist X-chromosomal, das männliche Geschlecht ist somit stärker und häufiger betroffen
- Weitere Formen wie der PK-Mangel, der Hexokinase-Mangel, oder Mangel an Glucose-6 Phosphat-Isomerase, Phosphofruktokinase, Aldolase, Triosephosphat-Isomerase, Glyzeraldehyde-3-Phosphat-Isomerase, und Phosphoglyzeratekinase sind sehr selten und verursachen meistens nur eine milde Anämie. Die meisten dieser Enzymopathien sind autosomal-rezessiv vererbt

12.2 Epidemiologie

- Die Inzidenz ist abhängig von der Bevölkerungsgruppe, z. B. haben in Israel 30 % aller Jungen und 10 % aller Mädchen einen G6PD-Mangel (X-chromosomal vererbt). In Frankreich haben 6 % aller Jungen und 1 % aller Mädchen einen G6PD-Mangel und bei Afro-Amerikanern 13 % aller Männern und 2% aller Frauen
- Der PK- Mangel ist autosomal-rezessiv vererbt, heterozygote Träger sind nicht symptomatisch. In der weißen Allgemeinbevölkerung wird die Prävalenz auf 1:20.000 geschätzt

12.3 Ursache, Pathophysiologie und Pathogenese

- Ein Mangel an Enzymen der Glykolyse bedeutet eine eingeschränkte Bildung von ATP und somit eine eingeschränkte Versorgung der Zelle mit Energie. Dies führt wiederum zu einer verkürzten Lebenszeit des Erythrozyten

12.3.1 G6PD Mangel

- Das Gen befindet sich auf dem X-Chromosom, betroffene Männer sind hemizygot und betroffene Frauen sind homozygot
- Heterozygote Frauen können je nach Lyonisierung und damit Inaktivierung des funktionierenden Gens leicht bis schwer betroffen sein. In den meisten Fällen sind sie aber asymptomatisch
- Unterschiedliche Enzymvarianten sind bekannt (z. B. G6PD B+ bei Kaukasiern, G6PD A+ bei Afro-Amerikanern) sowie auch unterschiedliche Muta-

Tab. 12.1 Substanzen, die bei G6PD Mangel gemieden werden sollten

Substanzgruppe	
Antiinfektiva	Dapson Nitrofurantoin und Derivate, wie z. B. Nifuratel und Nitrofurazon Primaquine
Verschiedene	Methylenblau (ist ein Antidot) Phenazopyridin (Schmerzmittel bei Harnwegsinfekt) Toluidinblau (wird zu diagnostischen Zwecken verwendet) Ulrikas (Rasburikase)
Chemische Produkte und Nahrungsmittel	Anilin-Farbe (Herbizid) Naphthalin (Mottenkugeln, Deodorant für Toilette) Henna-Produkte (schwarz, rot) und Derivate, z. B. Pigmente als Farbe für Haarfärbung und Tattoos Fava-Bohnen (Favismus, auch Saubohnen genannt), als Auslöser von Hämolysen, vor allem wenn frisch oder frittiert verzehrt Gegebenenfalls Rotwein, Gemüse, Heidelbeeren, Soja, Tonic Water

tionen. Die Art der Mutation bestimmt die Restaktivität: Die »mediterrane« Variante hat eine Restaktivität von <5 %, dagegen die Variante bei Afro-Amerikanern (A-) häufig eine Restaktivität von 5–15 %

- Die G6PD hat eine zentrale Rolle im Schutz gegen oxidativen Stress. Gewisse Medikamente erzeugen oxidierende Metabolite, was bei Patienten mit einem G6PD-Mangel zu einer Denaturierung mit Präzipitation des Hämoglobins und Lyse der Zelle führt. Auch Infekte können eine Hämolyse verursachen. Die genaue Pathogenese ist unklar, man vermutet die vermehrte oxidative Aktivität von Phagozyten als Ursache
- Die Liste der Medikamente wurde in den letzten Jahren kleiner, da besser bekannt wurde, dass der Infekt und nicht das Medikament (z. B. ASS) Ursache für hämolytische Krisen war. Andere Medikamente machen nur eine schwache Hämolyse und scheinen in therapeutischen Dosen sicherer als zunächst angenommen zu sein, wie z. B. Sulfamethoxazol (Cotrimoxazol). Folgende Medikamente und Nahrungsstoffe können eine hämolytische Krise auslösen und sollten deshalb vermieden werden (Tab.12.1):
- Bemerkung: Weitere Listen findet man unter http://www.g6pd.org und http://www.g6pddeficiency.org. Es existieren widersprüchliche Angaben

12.3.2 PK-Mangel

- Die homozygote Mutation von PK führt zu einer verminderten Aktivität von PK, dies aber nur in den Erythrozyten und nicht in den restlichen Körperzellen. Der PK-Mangel führt zu einem erhöhten 2,3-DPG als Zwischenprodukt. Dies hat eine Verlagerung der Sauerstoff- Dissoziationskurve nach rechts zur Folge, was die Symptome der Anämie wahrscheinlich vermindert

12.4 Klinik

12.4.1 G6PD-Mangel

- Die Krankheit kann sich klinisch in 2 Formen zeigen
  - WHO-Klasse I (Enzymaktivität reduziert): als seltene chronische, hämolytische Anämie
  - WHO-Klasse II (Enzymaktivität <10 %) und III (Enzymaktivität 10–60 %): mit akuten hämolytischen Krisen durch Infekte oder Medikamente, Nahrungsmittel und Chemikalien ausgelöst
- Der Schweregrad der Symptomatik ist abhängig von der Restenzymaktivität, von der eingenommenen Substanz und deren Menge
- Symptome: Blässe, Sklerenikterus, Müdigkeit, Dyspnoe, Tachykardie und Leistungsabfall
- Neonatale Hyperbilirubinämie

12.4.2 PK-Mangel

- Große Variabilität der Klinik und Laborbefunde. Leichte, kompensierte bis schwere Anämie möglich
- Symptome: Blässe, chronische Gelbsucht (Sklerenikterus), Müdigkeit, Leistungsintoleranz, Gallensteine, Splenomegalie
- Hyperbilirubinämie in der Neonatalperiode

12.4.3 Seltene Enzymopathien

- Phosphofruktokinase-Mangel: metabolische Myopathie mit hämolytischer Anämie (Glykogenspeicherkrankheit Typ VII)
- Phosphoglyzeratkinase-Mangel : neurologische Symptome mit epileptischen Krampfanfällen, mentaler Retardierung und hämolytischer Anämie
- Triosephosphat-Isomerase-Mangel: schwere progressive neurologische Erkrankung mit hämolytischer Anämie

12.5 Diagnostik

12.5.1 G6PD-Mangel

- Klinik: akute Anämie nach Einnahme einer Risikosubstanz. Familienanamnese und ethnischer Hintergrund können hinweisend sein
- Differenzialblutbild: normochrome, normozytäre Anämie (Hb kann <5 g/dl sein) mit Bite cells und Heinz'schen Innenkörperchen (Supravital-Färbung notwendig), Retikulozytose nach 4–5 Tagen
- Hämolysezeichen: indirektes Bilirubin, freies Hämoglobin, LDH und ASAT erhöht. Haptoglobin erniedrigt. (Cave: Haptoglobin ist ein APP und kann im Rahmen von Infektionen falsch normal sein, bei Säuglingen wird Haptoglobin ungenügend synthetisiert)
  - Intravasale Lyse: Hämoglobinurie
  - DAT negativ
- Messung der Enzymaktivität: G6PD <15 % (bei Kaukasiern und Asiaten meistens stärker erniedrigt als bei Afro-Amerikanern). Cave: Die Messung soll nicht während der Retikulozytose erfolgen, da falsch normale Werte gemessen werden (die G6DP-Konzentration ist in Retikulozyten höher), sondern erst einige Wochen nach der Hämolyse

12.5.2 PK-Mangel

- Differenzialblutbild: normochrome, normozytäre Anämie mit teilweise kleineren Erythrozyten mit Spikulae, keine Sphärozyten, Retikulozytose (Polychromasie)
- Hämolysezeichen, ► Abschn. 12.4
- Messung der Enzymaktivität: PK-Aktivität vermindert

12.6 Differenzialdiagnosen

- Intrinsische hämolytische Anämien (vor allem als Differenzialdiagnose von PK-Mangel)
  - Sphärozytose (Familienanamnese häufig positiv, Coombs negativ, Sphärozyten im peripheren Blut, osmotische Resistenz pathologisch)
  - Andere Membrandefekte
  - Hämoglobinopathien (Sichelzellanämie, Thalassämie)
- Extrinsische hämolytische Anämien (vor allem als Differenzialdiagnose von G6PD-Mangel mit hämolytischen Krisen)

- AIHA: vor allem Kälteagglutinine und PKH (intravasale Lyse)
- Mikroangiopathien, z. B. HUS (Thrombozytopenie, Niereninsuffizienz), TTP (Thrombozytopenie, neurologische Symptome)

12.7 Therapie

12.7.1 G6PD-Mangel

- Prophylaxe: Chemikalien, Nahrungsmittel und Medikamente (◘ Tab. 12.1) streng meiden
- Heterozygote schwangere und stillende Frauen sollten Oxydanzien (◘ Tab. 12.1) meiden, da einige dieser Substanzen plazentagängig sind
- Die akute Hämolyse soll supportiv behandelt werden: gute Hydrierung (wegen der Hämoglobinurie sollte die Nierenfunktion und Urinproduktion regelmäßig kontrolliert werden) und bei Bedarf Bluttransfusion

12.7.2 PK-Mangel

- In schweren Fällen: regelmäßige Bluttransfusionen. Eine Splenektomie kann zu einer Verbesserung des Hb führen, ist aber nicht kurativ

12.8 Prognose

- Die Prognose des G6PD-Mangels hängt von der vorhandenen Form des G6PD-Mangels ab: Sie ist insgesamt gut bei umfassender Aufklärung der Betroffenen (zwecks Beachten der zu meidenden Substanzen, ◘ Tab. 12.1) und bei leichter Form des G6PD-Mangels sehr gut und geht nicht mit einer verminderten Lebenserwartung einher. Patienten mit schwerem G6PD-Mangel und häufigen hämolytischen Krisen haben eine höhere Morbidität

12.9 Zusammenfassung

- G6PD-Mangel ist die häufigste Enzymopathie
- Die häufigste klinische Manifestation ist die hämolytische Krise hauptsächlich im Rahmen von Infekten oder nach Einnahme der in ◘ Tab. 12.1 genannten Substanzen
- Bei einer neonatalen Hyperbilirubinämie sollte auch an eine Enzymopathie gedacht werden

Das blutende Kind: Diagnostik

Th. Kühne

Th. Kühne, A. Schifferli, *Kompendium Kinderhämatologie*,
DOI 10.1007/978-3-662-48103-5_13,

13.1 Einleitung

- Bei Blutungskrankheiten sind wie bei anderen Krankheiten die anamnestischen Angaben Wegweiser für das weitere Vorgehen, oft kann bereits nach detaillierter Anamnese eine Verdachtsdiagnose gestellt werden. Eine ausführliche Körperuntersuchung rundet den ersten Eindruck ab und entscheidet zusammen mit der Anamnese, welche Laboruntersuchungen notwendig sind
- Ein schrittweises Vorgehen spart unnötige Blutentnahmen und Laboruntersuchungen und hält die Anzahl von Visiten auf vernünftigem Maß. Es wurden Fragebögen mit Punktesystemen entwickelt, um die anamnestischen Angaben zu werten (Eberl et al. 2006, Tosetto et al. 2006)

13.2 Anamnese

Die anamnestischen Angaben sind stets wegweisend für die korrekte Diagnose einer Blutungskrankheit. Sie entscheiden, welche Tests im Labor angefordert werden.

13.2.1 Alter

- Schwere angeborene Blutungskrankheiten werden oft im Säuglingsalter festgestellt (Blutungen nach Durchtrennen der Nabelschnur, innere Blutungen inklusive intrakranielle Blutung, Schleimhautblutungen (Zahnfleischbluten, Nasenbluten, gastrointestinale Blutung, Hämaturie), Blutung nach Operation
- Mittelschwere und leichte Blutungen können sich erst später zeigen, z. B. bei Gehbeginn
- Angeborene Blutungskrankheiten können im Säuglings- und Kleinkindesalter, aber auch später auftreten
- Erworbene Blutungskrankheiten zeigen sich in jedem Alter

13.2.2 Geschlecht

- Angeborene Blutungskrankheiten können X-chromosomal vererbt werden (nur Männer betroffen, Frauen können Trägerinnen der Krankheit sein und keine bis milde, ganz selten ebenfalls schwere Symptome haben). Beispiele für X-chromosomal vererbte Blutungskrankheiten: Hämophilie A, Hämophilie B, Wiskott-Aldrich-Syndrom (angeborene Störung des Immunsystems und der Thrombozyten)

- Bei Mädchen immer gynäkologische Anamnese erstellen (Menarche, Zyklus, Menstruationsblutungen, Menstruationsscore verwenden)

13.2.3 Medikamente

- Viele Medikamente beeinflussen das Gerinnungssystem (z. B. ASS, NSAR, Antiepileptika)
- Oft vergisst man Medikamente, die ohne Rezept erworben werden können (Over-the-counter-Medikamente), gezielt nachfragen
- Schmerzanamnese (Information über eventuelle Medikamenteneinnahme)
- Name des Medikaments, Dosis, Dauer der Therapie, andere Medikamente im Haushalt (Missbrauch?)
- Bei mehreren Medikamenten Interaktionen beachten
- Auch homöopathische Medikamente und alternative Therapien erfragen

13.2.4 Operationen

- Blutverlust während Operationen, Nachblutungen
- Blutungen nach Zahnextraktionen, Dentalhygiene, Zirkumzision, Tonsillektomie

13.2.5 Ernährung

- Kann z. B. bei Antikoagulation wichtig sein (Vitamin-K-Gehalt in der Nahrung)
- Nahrungsergänzungsstoffe

13.2.6 Ko-Morbidität

- Leidet der Patient bereits an einer anderen Krankheit, kann diese Krankheit das Gerinnungssystem beeinflussen?
- Leberkrankheiten (Synthesestörung von Gerinnungsfaktoren)
- Vitamin-K-Mangel kann durch Cholestase und enterale Fett-Resorptionsstörungen verursacht werden (Vitamin K gehört zu den fettlöslichen Vitaminen). Auch Antibiotika können durch Schädigung der Darmflora (verminderte Vitamin-K-Produktion) zu einem Mangel führen. Gerinnungsfaktoren II, VII, IX und X sowie PC und PS sind Vitamin-K-abhängig

- Sepsis (kann eine Verbrauchskoagulopathie mit Thrombozytopenie verursachen). Beispiel im Kindesalter: Sepsis durch Meningokokken (Hirnhautentzündung), die sehr schnell verlaufen kann (Kind mit Fieber und Unwohlsein und keinen bis wenigen Petechien, Entwicklung von Petechien und anderen Blutungssymptomen sowie Sepsissymptome inklusive Bewusstseinsstörungen innerhalb Minuten bis Stunden)
- Urämie kann zu Funktionsstörungen der Thrombozyten und Blutungssymptomen führen

13.2.7 Informationen zum aktuellen Leiden

- Fieber, Trinkschwäche beim Säugling, Schwäche, Müdigkeit beim Kleinkind und älteren Kind, Gewichtsabnahme, Rückschritte in der Entwicklung
- Detaillierte Angaben der Blutungssymptomatik (► Abschn. 13.3)
  - Spontane Blutung oder Blutung nach Verletzung, Operation
  - Zeitlicher Verlauf und Evolution der Blutung
    - Plötzlicher oder langsamer Beginn der Blutungssymptome
    - Intermittierend oder dauernd
    - Konstant oder zunehmend
    - Begleitet von anderen Symptomen (z. B. Infektionskrankheiten, Störungen des Bewusstseinszustands, Übelkeit und Erbrechen, Schmerz)
- Menge des Blutverlustes, Anämie-Symptome (Blässe, Müdigkeit, Kopfschmerzen, Trinkschwäche, Bewusstseinsveränderung, Herzrasen, beschleunigter Puls, Hämoglobinabfall)
- Blutungseigenschaften
  - »Normale, physiologische«, harmlose Blutungen durch adäquate Traumata bei aktiven Kindern mit typischen Lokalisationen, wie z. B. prätibiale Region
  - Lokalisation der Blutung (Haut, Gelenk, Schleimhäute, Muskeln, innere Organe wie Magen-Darmtrakt, Gehirn und andere)
  - Nasenbluten (Epistaxis, nur unilateral: eher Verletzung der kleinen Gefäße, als Gerinnungsstörung)
  - Petechien: Punktförmige spontane Hautblutungen (ohne Trauma) durch Medikamente, die die Thrombozytenfunktion stören, z. B. ASS, Thrombozytenmangel (in der Regel unter $20–50 \times 10^9$/l), Thrombozytenfunktionsstörung (erworben oder angeboren), Gefäßentzündung (Gemisch aus entzündlicher Flüssigkeit und Blut, z. B. Purpura Schönlein-Henoch)

  - Schleimhautblutungen: Nasenbluten, Blut im Urin (Hämaturie), Blut im Stuhl (enterale Blutung: schwarz [eher Blutung aus Magen, Dünndarm] oder rot [eher Blutung aus Enddarm oder perianal]), Zahnfleischbluten, gynäkologische Blutung (Anzahl Tage und Ausmaß der Menstruationsblutung: Menstruationsscore)
  - Hämatome: oberflächlich oder tief subkutan bis in die Muskeln reichend (schmerzhaft, Verhärtung, Bewegungseinschränkung)

13.2.8 Persönliche Anamnese

- Schwangerschafts- und Geburtsanamnese (Blutungen), Perinatalzeit, Entwicklung, Operationen, Medikamente

13.2.9 Familienanamnese

- Stammbaum der Familie möglichst detailliert zeichnen
- Konsanguinität
- Alter, Gesundheitszustand, Krankheiten, Todesursache von Familienmitgliedern
- Blutungskrankheiten nur bei Männern, bei Männern und Frauen, in welchem Alter diagnostiziert, Blutverluste, Therapien (Medikamente, Gerinnungsfaktoren, Operationen, Physiotherapie)

13.3 Körperliche Untersuchung

- Allgemeinzustand und Bewusstseinszustand
- Ernährungszustand
- Gewicht, Körperlänge und Kopfumfang, gemessen an Perzentilen
- Körpertemperatur, Blutdruck, Puls
- Hautkolorit: Blässe (Anämie), Gelbsucht (Ikterus), bläulich (Hypoxie), gräulich (Sepsis)
- Erscheinungsbilder von Blutungen (Blutungsphänotyp)
  - Petechien
  - Schleimhautblutungen
  - Hämatome
- Neurologie, Herz- und Kreislaufsystem, Lungen, Hals-, Nasen-, Ohrenbereich, Abdomen

13.4 Laboruntersuchungen

13.4.1 Initiales Screening

- Blutbild und Differenzierung der Blutzellen
- PZ, aPTT
- Fibrinogen und TT (quantitative und qualitative Störungen des Fibrinogens, Anwesenheit von Heparin in der Probe)
- PFA-100 Verschlusszeit
  - Voraussetzung für Durchführung: Keine Infektionskrankheiten und keine Medikamente innerhalb 2–3 Wochen vor Test. Thrombozytenzahl mindestens 100×10^9/l und Hämatokrit im Normbereich. Die Verschlusszeit kann durch viele Faktoren beeinflusst werden (Thrombozytopenie, Thrombozytose, Hämolyse, Ikterus, Anämie, Polyglobulie, Beeinträchtigung der Thrombozytenfunktion, z. B. durch Medikamente oder angeborene Störungen)
- Blutungszeit (nach Ivy oder Duke) wird wegen schlechter Reproduzierbarkeit und Standardisierung nicht mehr empfohlen

13.4.2 Erweitertes Screening

Je nach anamnestischen Angaben und nach Resultaten des initialen Screenings.

- Diagnostik des von-Willebrand-Syndroms (Blutgruppe, VWF:Ag, VWF:RCo, evtl. VWF:CBA, Gerinnungsfaktor VIII, Multimerdiagnostik u. a.)
- Gerinnungsfaktor VIII und eventuell IX
- Gerinnungsfaktor XIII
  - Blutung nach Durchtrennung der Nabelschnur
  - Störungen des Gerinnungsfaktors XIII werden im oben beschriebenen Screening nicht erfasst
- Mischversuche (Diagnostik von Inhibitoren durch Mischen des Patientenplasmas mit Plasma einer gesunden Testperson, z. B. Antikörper mit hemmender Funktion des Proteins gegen das sie gerichtet sind, z. B. Inhibitoren gegen Gerinnungsfaktor VIII, gegen andere Gerinnungsfaktoren, Antiphospholipid-Antikörper, Lupus-Antikoagulans)
- Aggregometrie
  - Lichttransmissions- und Impedanzaggregometrie: standardisierte Untersuchungsmethode für thrombozytäre Funktionsstörungen (Thrombozytopathie)
  - Die Untersuchung ist komplex und erfordert wie die Interpretation der Untersuchungsresultate Erfahrung

13.4.3 Spezialanalytik

- Prinzip des schrittweisen Vorgehens: Wird erst nach Interpretation der anamnestischen Angaben, der Angaben aus Körperuntersuchung und der Resultate des Screenings durchgeführt
- Plasmatische Gerinnungsfaktoren
- Thrombozyten-Diagnostik
- Durchflusszytometrie, Elektronenmikroskopie der Thrombozyten
- Molekulargenetische Analytik
- Wird auf Grund der zunehmenden Kenntnis der genetischen Grundlagen von angeborenen Störungen der Blutgerinnung immer wichtiger

13.5 Algorithmen

- Für Algorithmen bei Blutungsstörungen muss zunächst der Blutungstyp beachtet werden (◘ Abb. 13.1)

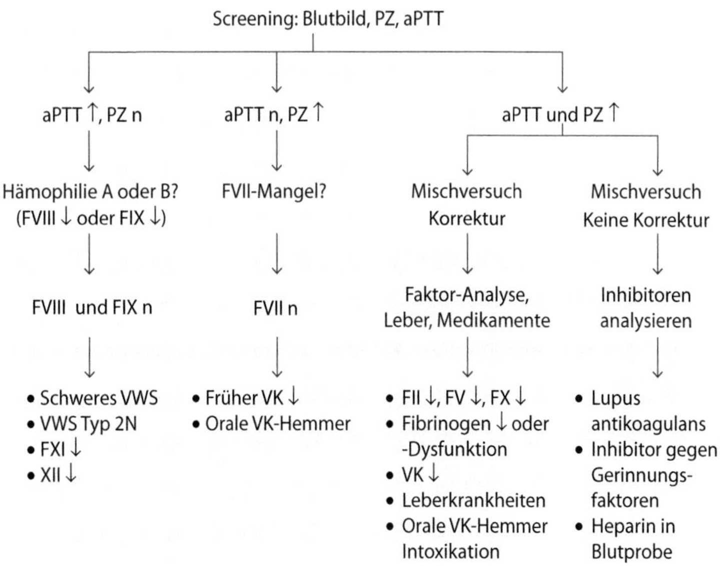

◘ **Abb. 13.1** Beispiel eines Algorithmus bei einem Kind mit Gelenkblutung, das keine Hinweise auf thrombozytäre Erkrankung hat (also keine verdächtigen Blutungen wie Petechien, Schleimhautblutung und normales Blutbild mit normaler Thrombozytenzahl (↑ verlängert, ↓ vermindert, *n* normal; mod. nach Revel-Vilk et al. 2013)

- Spontane Schleimhautblutung, spontane Gelenksblutung, Blutung während einer Operation, Blutung nach Zahnextraktion, Auftreten von Petechien
- Algorithmen sind Denkmodelle, die der Realität nicht unbedingt entsprechen. Es gibt nicht **den** Algorithmus für Blutungskrankheiten
- Nebst standardisiertem Vorgehen (Empfehlungen, Leitlinien, Algorithmen) muss stets der individuellen Situation des Kindes Rechnung getragen werden

13.6 Zusammenfassung

- Blutungskrankheiten erfordern ein schrittweises diagnostisches Vorgehen
- Anamnestische Angaben des Patienten und seiner Angehörigen sind unverzichtbar
- Die Auswahl der Laboruntersuchungen richtet sich nach den anamnestischen Angaben, der körperlichen Untersuchung und der Vermutungsdiagnose
- Laboruntersuchungen können in Screening- und Spezialuntersuchungen unterteilt werden und machen ebenfalls ein schrittweises Vorgehen notwendig
- Ein Beispiel für einen diagnostischen Algorithmus findet sich im Kapitel. Algorithmen sind lediglich diagnostische Hilfen und können individuelle Aspekte der Patienten nicht umfassend berücksichtigen

Referenzen

Eberl W et al. (2005) Preoperative coagulation screening prior to adenoidectomy and tonsillectomy. Klin Pädiatr 217:20-24

Revel-Vilk S et al. (2013) An approach to the bleeding child. In: Blachette VS, Breakeay VR, Revel-Vilk S (Hrsg), SickKids Handbook of Pediatric Thrombosis and Hemostasis. Karger AG Basel, S 14-22

Tosetto A et al. (2006) Enoxaparin vs. nadroparin for venous thromboembolism prevention: too close to tell? Journal of Thrombosis and Haemostasis 4:766-773

Immunthrombozytopenie

Th. Kühne

Th. Kühne, A. Schifferli, *Kompendium Kinderhämatologie*,
DOI 10.1007/978-3-662-48103-5_14,

14.1 Einleitung

- Die ITP ist eine erworbene Blutungskrankheit, bei der es durch vermehrten Abbau von Thrombozyten durch das phagozytäre-monozytäre System, aber auch durch verminderte Produktion von Thrombozyten im Knochenmark zu einer Thrombozytopenie kommt
- Die ITP kommt sowohl im Kindes- als auch im Erwachsenenalter vor, und weist im Kindesalter einige typische Eigenschaften auf: Die Klinik beginnt oft dramatisch mit einem abrupten Auftreten von Blutungssymptomen. Oft handelt es sich bei der ersten Präsentation der Patienten um eine schwere Thrombozytopenie mit Thrombozytenwerten unter 20×10^9/l, obwohl es bei der Mehrheit der Patienten nicht zu schweren lebensbedrohlichen oder gar tödlichen Blutungen kommt
- Spontane oder therapieinduzierte Normalisierung der Thrombozyten werden bei einer Mehrheit der Kinder innert 12 Monaten gesehen. Patienten mit chronischer ITP, vor allem aber mit chronisch symptomatischer ITP sind im Kindesalter wesentlich seltener als im Erwachsenenalter
- Die Diagnostik, Behandlung und Nachsorge richtet sich nach Therapierichtlinien, die in den letzten 20 Jahren von verschiedenen Arbeitsgruppen erarbeitet wurden. Die in den 90er-Jahren publizierten ersten dieser Richtlinien, zeigten klar auf, welches medizinische Handeln evidenzbasiert war und wo Expertenmeinung vorherrschte. Die ernüchternde Bilanz war, dass evidenzbasierte Medizin eher selten ist. Dies führte zu international organisierten Gruppen, die mit Registern die Klinik, Epidemiologie, Behandlung und deren Effizienz und Sicherheit systematisch untersuchten. Es wurden Definitionen der ITP im Konsens festgelegt und wissenschaftliche Aktivitäten koordiniert, um die knappen Ressourcen optimal einzusetzen

14.2 Epidemiologie

- Die Inzidenz der ITP im Kindes- und Jugendalter hängt von der Definition der ITP ab und kann nicht exakt eruiert werden, da die ITP, v. a. die primäre ITP (ohne bekannte Ursache) eine Ausschlussdiagnose ist und nicht bewiesen werden kann
- Die Inzidenz wird auf 3–5 Kinder pro 100.000 pro Jahr geschätzt
- ITP kommt im Säuglings-, Kindes- und Jugendalter vor und hat einen Altersgipfel vom Säuglingsalter bis ungefähr 8 Jahren. Knaben und Mädchen kommen gleich häufig vor, allerdings nicht im jungen Alter: Im Kleinkindes- und vor allem im Säuglingsalter wird die ITP häufiger bei Knaben gesehen, wobei die Ursache dafür unbekannt ist

14.3 Ursache, Pathophysiologie und Pathogenese

- Die ITP ist eine immunvermittelte Krankheit, die zum Toleranzverlust führt
- Die Ursache der ITP ist unbekannt und definiert die primäre ITP
- Die komplexen und vielschichtigen Defekte des Immunsystems, die bisher entdeckt wurden, legen die Vermutung nahe, dass verschiedene Pathomechanismen für eine immunvermittelte Thrombozytopenie verantwortlich sein können, was wahrscheinlich ein Grund für das unterschiedliche und unvorhersehbare Therapieansprechen ist. Sie erklären auch die Tatsache, dass eine chronische ITP bei Kindern mit neudiagnostizierter ITP nicht vorhergesehen werden kann
- Pathophysiologisch entstehen Autoantikörper, die spezifische Epitope auf den Thrombozyten erkennen und binden. Die so gebundenen Thrombozyten werden von Fc-Rezeptoren auf Antigen-präsentierenden Zellen (Makrophagen und dendritische Zellen) erkannt und abgebaut. Die Makrophagen präsentieren danach Antigene der phagozytierten Thrombozyten auf ihrer Zelloberfläche und stimulieren auf diese Weise T-Lymphozyten, die wiederum B-Lymphozyten und schließlich Plasmazellen stimulieren, die Autoantikörper produzieren. Somit entsteht ein Teufelskreis (Circulus vitiosus) mit einer starken Zunahme an Autoantikörpern mit zunehmend verschiedenen Spezifitäten (erkennen verschiedene Epitope auf den Thrombozyten) und mit dem Resultat einer Thrombozytopenie. Dieser komplexe Pathomechanismus untersteht verschiedenen regulatorischen Reaktionen, die in ihrer Komplexität nicht genau verstanden werden
- Im Kindesalter werden häufig virale Infektionskrankheiten wenige Wochen vor Ausbruch der Blutungszeichen gesehen. Es wird vermutet, dass das Immunsystem beim Erkennen viraler Proteine kreuzreagierende Antikörper produziert und so nicht nur die Viren, sondern gleichzeitig auch die Thrombozyten abgebaut werden. Dieser Mechanismus ist nicht bewiesen und wird »molecular mimicry« genannt
- Es scheint, dass die chronische ITP nicht einfach eine Evolution einer Krankheit darstellt, sondern dass es sich dabei um eine andere Entität handelt im Gegensatz zur selbstlimitierenden typischen Kinder-ITP. Es konnte gezeigt werden, dass Kinder und Erwachsene mit chronischer ITP prädisponierende Polymorphismen von Genen der Immunantwort aufweisen und so im Forschungslabor schon zu Beginn der Krankheit erkannt werden können. Diese Labortests sind aber nicht validiert und stehen für den klinischen Alltag (noch) nicht zur Verfügung

14.4 Klassifikation

- Die folgenden Definitionen und Klassifikation der ITP wurden an der Vicenza Konferenz festgelegt (Rodeghiero et al. 2009)
- Thrombozytopenie bei der ITP: Thrombozytenwert $<100\times10^9$/l

Definitionen der ITP

- Primäre ITP: ITP mit unbekannter Ursache für die Thrombozytopenie. Diese Form der ITP kommt im Kindesalter am häufigsten vor
- Sekundäre ITP: ITP mit bekannter Ursache, z. B. Infektionskrankheiten (HIV, HCV, Helicobacter pylori, Varizellen), lymphoproliferative Krankheiten, Krankheiten des rheumatologischen Formenkreises, Antiphospholipid-Syndrom und Medikamente
- Neu diagnostizierte ITP: Die Zeit seit der Diagnose der ITP bis 3 Monate danach
- Persistierende ITP: Dauer der ITP 3–12 Monate
- Chronische ITP: Dauer der ITP länger als 12 Monate
- Schwere ITP: Blutungssymptome bei Präsentation, die eine Therapie notwendig machen, oder erneute Blutungen, die eine zusätzliche Therapie mit anderen Medikamenten oder mit höheren Dosen notwendig machen
- Komplettes Therapieansprechen: Thrombozytenwert $\geq100\times10^9$/l nach der Therapie und gleichzeitiges Verschwinden der Blutungssymptome
- Partielles Therapieansprechen: Thrombozytenwert $\geq30\times10^9$/l nach der Therapie
- Therapieresistenz: Im Erwachsenenalter definiert als fehlende Therapieantwort mit Medikamenten nach Splenektomie. Es fehlt eine pädiatrische Definition, da auf Grund der Risiken und Komplikationen der Splenektomie bei Kindern diese Therapieoption nicht Bedingung für Therapieresistenz sein kann

14.5 Klinik

- Im Kindesalter oft abruptes Auftreten von Blutungen an der Haut (Petechien und Hämatome) und an Schleimhäuten (Nasenbluten, Zahnfleischbluten, vermehrte Menstruationsblutung, Hämaturie und Blut im Stuhl)
- Bei mehr als der Hälfte der Kinder ereignet sich eine Infektionskrankheit 1 und mehr Wochen vor den Blutungssymptomen, am häufigsten sind virale Infekte der oberen Luftwege, seltener des Magen-Darm Traktes

- Bei der primären ITP haben die Kinder nebst den Blutungen keine weiteren Symptome und sind normal aktiv und leistungsfähig. Kommen andere Symptome vor oder finden sich außer den Blutungen in der Körperuntersuchung weitere Symptome (z. B. eine Milzvergrößerung), handelt es sich nicht um eine primäre ITP
- Lebensbedrohliche Blutungen wie Hirnblutungen sind im Kindesalter sehr selten und kommen bei weniger als 0,5 % der Kinder mit ITP vor. Hirnblutungen werden bei Kindern in der Regel mit sehr niedrigen Thrombozytenwerten gesehen ($<20\times10^9$/l) und sind stets unvorhersehbar. Bei den in der Literatur wenigen beschriebenen Kindern mit Hirnblutung waren auch behandelte Kinder betroffen, d. h. dass eine Behandlung mit Medikamenten nicht in 100 % eine Blutung verhindern kann
- Schwere Blutungen, definiert als Hirnblutungen, Blutungen die zu einer Anämie führen und Bluttransfusionen notwendig machen und Blutungen, die nur mit chirurgischen Maßnahmen gestillt werden können, liegen schätzungsweise bei 3 % der Kinder mit ITP vor
- Erneute Blutungen innerhalb von 4 Wochen nach der Diagnose der primären ITP sind außerordentlich selten
- Über Müdigkeit (Fatigue) wird häufig bei niedrigen Thrombozytenwerten berichtet, vor allem bei Erwachsenen. Die Ursache dafür wird zurzeit untersucht und ist noch nicht klar
- Die Lebensqualität im Kindesalter kann reduziert sein und ist vom Verlauf der ITP abhängig

14.6 Diagnostik

- Die ITP ist eine Ausschlussdiagnose, d. h. dass die Differenzialdiagnose stets sorgfältig abgeklärt werden muss und dass die ITP mit einer klinischen Information oder mit einem Labortest nicht bewiesen werden kann
- Die Anamnese, Körperuntersuchung und einfache Labortests (Blutbild und Differenzialblutbild (Untersuchung der Blutzellen: rote und weiße Blutkörperchen und Thrombozyten) am Mikroskop genügen für die Diagnose einer primären ITP
- Primäre ITP im Kindeshalter: Keine weiteren mit der Thrombozytopenie assoziierte Informationen in der Krankengeschichte (z. B. Vorkommen einer ITP bei weiteren Familienmitgliedern schließt die Diagnose primäre ITP aus)
- Oft abruptes Auftreten von Blutungssymptomen, oft eine virale Infektionskrankheit 1 bis mehrere Wochen vor Auftreten der Blutungssymptome. Bis auf die Blutungssymptome gesundes und normal leistungsfähiges Kind.

Bis auf Thrombozytopenie normales Blutbild mit normaler Differenzierung der Blutzellen

- Weitere nützliche Tests (aber nicht notwendig für die Diagnose einer primären ITP): Immunglobuline, Coombs-Test (Ausschluss einer Kombination einer ITP mit einer autoimmunhämolytischen Anämie (Evans-Syndrom)) und Serologie für verschiedene virale Infektionskrankheiten (z. B. CMV, EBV, VZV, HAV, HBV, HCV, HIV und andere)
- Eine Knochenmarkuntersuchung ist notwendig, wenn die primäre ITP angezweifelt wird und für die primäre ITP atypische Symptome oder Laborresultate vorliegen. Eine Knochenmarkuntersuchung vor Beginn einer Kortikosteroidtherapie ist bei primärer ITP nicht notwendig, es sei denn, dass für die primäre ITP atypische Symptome oder Laborresultate gefunden wurden
- Blutungs-Scores: Versuch Blutungen standardisiert zu erfassen in Qualität und Quantität. Blutungs-Scores könnten als zukünftige Behandlungsziele dienen, allerdings haben die bisher entwickelten Scores den Thrombozytenwert als Behandlungsziel nicht ersetzen können. Es gibt Blutungs-Scores für Kinder und Erwachsene, haben aber den Eingang in den klinischen Alltag noch nicht geschafft
- Wie für die Blutungs-Scores könnte die Messung der Lebensqualität ein wichtiges Behandlungsziel darstellen, da die Lebensqualität für die Patienten ernst zu nehmen ist. Die zurzeit verfügbaren Instrumente (Fragebögen), die Lebensqualität zu messen sind allerdings klinisch noch nicht ausgereift und werden vor allem in klinischen Studien verwendet
- Die Differenzialdiagnose ist während der ganzen Dauer eines Patienten mit primärer ITP zu überdenken, insbesondere bei Kindern mit persistierender und chronischer ITP, aber auch wenn die Standardtherapie versagt. Zurzeit ist noch kein klarer Algorithmus für die verschiedenen (oft teuren) Untersuchungen bei Kindern mit chronischer ITP festgelegt worden

14.7 Differenzialdiagnosen der primären ITP

- Primäre ITP ist eine Diagnose, die stets angezweifelt werden sollte
- Differenzialdiagnostische Überlegungen müssen den Kliniker bei neudiagnostizierten Patienten, aber auch bei Patienten mit persistierender und chronischer ITP und bei Patienten, die auf die Standardtherapie keine Wirkung zeigen, stets begleiten
- Obwohl bei der sekundären ITP die Ursache für die Thrombozytopenie bekannt ist, muss die Differenzialdiagnose ebenfalls stets sorgfältig abgeklärt und im Verlauf überdacht werden

- Die Differenzialdiagnose der ITP ist sehr groß und umfasst analytische Probleme (z. B. Pseudothrombozytopenie durch EDTA), erworbene und angeborene Krankheiten

Differenzialdiagnosen der primären ITP (nicht vollständig)

- Pseudothrombozytopenie: Verklumpung von Thrombozyten nach Zugabe von EDTA (als Antikoagulans)
- Erworbene periphere Zerstörung von Thrombozyten: Verbrauchskoagulopathie (disseminierte intravasale Gerinnung), HUS und andere mikroangiopathische Erkrankungen, Purpura nach Bluttransfusion, Milzsequestration, Kassabach-Merrit-Syndrom, Alloimmunthrombozytopenie beim Neugeborenen, medikamentös-induzierte Thrombozytopenie, Lebererkrankungen, Alkoholabusus, Infektionskrankheiten (z. B. Helicobacter pylori), systemischer Lupus erythematodes, Antiphospholipid-Syndrom, VWS Typ 2B, Schwangerschaft
- Erworbene Störungen der Thrombozytenproduktion: myelodysplastisches Syndrom, Knochenmarkinfiltration (Leukämien, Knochenmarkmetastasierung von soliden Tumoren), aplastische Anämie
- Angeborene Störungen der Thrombozytenproduktion: Thrombasthenie Glanzmann, Bernard-Soulier-Syndrom, Gray-Platelet-Syndrom, Paris-Trousseau-/Jacobsen-Syndrom, *GATA1* Mutationen, *ANKRD26* Mutationen, DiGeorge-Syndrom, kongenitale Amegakaryozytose, Thrombozytopenie mit fehlendem Radius-Syndrom (TAR-Syndrom), Makrothrombozytopenie mit Mutation des *MYH-9* Gens, *ACTN1* Mutationen, Wiskott-Aldrich-Syndrom, X-Chromosom-assoziierte Thrombozytopenie, FA
- Angeborene Störungen der Apoptose (geplanter Zelltod): autoimmunes lymphoproliferatives Syndrom

14.8 Prophylaxe und Therapie

- Bei der Behandlung von Kindern und Jugendlichen mit primärer ITP muss man die Prophylaxe, d. h. das Vorbeugen von schweren Blutungen, von der Therapie von Blutungen unterscheiden
- Das Therapieziel muss stets vor Augen geführt werden und ist umstritten. Der Thrombozytenwert war während langer Zeit einziges Therapieziel und ist heute noch wichtigstes Therapieziel bei klinischen Studien und Studien zu Registrierungszwecken für neue Medikamente. Es können aber auch klinische Therapieziele wie das Vermeiden oder Behandeln von Blutungen,

die Verbesserung der Lebensqualität, das Reduzieren von Zusatztherapien, das Reduzieren oder Vermeiden von Therapienebenwirkungen und das Optimieren von gesundheitsökonomischen Aspekten definiert werden. Im Weiteren sollte auch die Stimme der Patienten (Patientenvereinigungen) Einfluss auf die Definition der Therapieziele nehmen

- Neudiagnostizierte ITP
  - Standardtherapie
    - Abwarten und Beobachten (»watch and wait«), in den Amerikanischen (Neunert et al. 2009) und in den internationalen Richtlinien (Provan et al. 2010) wird empfohlen, dass Kinder, die keine oder milde Blutungen haben (definiert als Blutungen der Haut ohne Schleimhautbeteiligung), unabhängig des Thrombozytenwertes ohne Therapie beobachtet werden sollen
    - Kortikosteroide, z. B. Prednison
    - Intravenöse Immunglobuline
    - Anti-D (in Europa nicht erhältlich)
- Persistierende und chronische ITP
  - Standardtherapie (siehe neudiagnostizierte ITP)
  - Therapien, die die Splenektomie verhindern oder verzögern
    - Puls-Dexamethason (monatliches orales hochdosiertes Dexamethason für ein halbes Jahr)
    - Rituximab (zur Behandlung der ITP nicht zugelassen)
    - Thrombopoietin-Rezeptoragonisten (bei Erwachsenen zur Behandlung der ITP zugelassen und bei Kindern zurzeit in Erforschung)
  - Splenektomie: Die Splenektomie bei ITP wird seit 100 Jahren praktiziert. Sie hat eine gute Ansprechrate von ungefähr 2/3 der operierten Patienten und stellt eine der wenigen Therapien mit heilendem Effekt der ITP dar. Es gibt keine umfassenden prospektiven Studien, die den Langzeiteffekt der Splenektomie (in Bezug auf die Thrombozytenanzahl) untersuchten, er wird auf ca. 70–80 % geschätzt. Die präoperative Abschätzung des Splenektomieerfolgs ist umstritten, am ehesten kann er durch radioaktiv markierte Thrombozyten vorhergesehen werden (Prüfung, ob die Thrombozyten hauptsächlich in der Milz oder auch in anderen Organen, wie in der Leber oder in Lymphknoten abgebaut werden). Diese Methode wird jedoch nur in wenigen Zentren angeboten. Die Splenektomie wird heute oft laparoskopisch durchgeführt (minimalinvasiver Eingriff) und ist mit Komplikationen und Problemen assoziiert: Im Kindesalter ist das Risiko von postoperativer Sepsis umso häufiger, je jünger die Patienten sind und wird deshalb bei Kindern, die jünger als 5–7 Jahre alt sind, nicht empfohlen. Postoperative Sepsis kann auch bei Erwachsenen vorkommen. Die Belastung für den splenektomierten Patienten ist nicht zu ver-

nachlässigen: lebenslange regelmäßige ärztliche Kontrollen, adäquates Verhalten bei Fieber (Aufsuchen ärztlicher Hilfe), Impfungen vor und nach der Operation und Antibiotikaprophylaxe nach der Operation (je nach Alter des Patienten und je nach »Hausregeln« des Krankenhauses, wo die Splenektomie durchgeführt wurde). Über thromboembolische Komplikationen wurde vor allem im Erwachsenenalter berichtet

- Therapierefraktäre (therapieresistente) ITP (► Übersicht, »Definitionen der ITP«, ► Abschn. 14.4)
  - Kinder und Jugendliche mit therapierefraktärer ITP stellen eine kleine Gruppe von schwierig zu behandelnden Patienten dar
  - Alle oben erwähnten Therapien (Standardtherapie, Therapien, die die Splenektomie verhindern oder verzögern und experimentelle oder wenig bekannte Therapien, die zur Behandlung der ITP nicht zugelassen sind) kommen in Frage. Therapieziel ist nicht die Normalisierung des Thrombozytenwertes, sondern das Verhindern oder Behandeln von Blutungen. Wie bereits bemerkt, muss die Differenzialdiagnose stets sorgfältig abgeklärt werden

14.9 Zukunft

- Verbesserung der ITP-Definitionen im Kindesalter (im Erwachsenenalter vorhanden)
- Definition eines diagnostischen Algorithmus bei Kindern mit persistierender und chronischer symptomatischer ITP. Bis jetzt gibt es keine allgemein gültige Vorgehensweise, welche Krankheiten bei diesen Kindern zu welchem Zeitpunkt abgeklärt werden sollen (primäre ITP als Ausschlussdiagnose)
- Entwicklung von kurativen Therapiestrategien der chronischen ITP

14.10 Zusammenfassung

- Die primäre ITP ist eine seltene Blutungskrankheit und eine Ausschlussdiagnose
- Die ITP ist bei Kindern trotz Blutungen und schwerer Thrombozytopenie (Thrombozytenwert $<20\times10^9/l$) in der Mehrheit der Patienten eine harmlose Krankheit, die mit oder ohne Behandlung geheilt wird
- Persistierende und chronische ITP im Kindesalter kommt in ungefähr 20 % der Kinder vor, wobei nur eine sehr kleine Minderheit von Patienten schwere Blutungen erleidet

- Schwere Blutungen wie z. B. Hirnblutungen ereignen sich sehr selten, können nicht vorhergesehen werden und kommen auch bei behandelten Patienten vor
- Standardtherapie: Beobachten ohne medikamentöse Therapie, Kortikosteroide und Immunglobuline
- Splenektomie verhindernde oder verschiebende Therapien: Kortikosteroide, Immunglobuline, Rituximab und Thrombopoietin-Rezeptoragonisten

Referenzen

Neunert C et al. (2011) The American Society of Hematology 2011 evidence-based practice guideline for immune thrombocytopenia. Blood117(16):4190-4207)

Provan D et al. (2010) International consensus report on the investigation and management of primary immune thrombocytopenia. Blood 115(2):168-186

Rodeghiero F et al. (2009) Standardization of terminology, definitions and outcome criteria in immune thrombocytopenic purpura (ITP) of adults and children. Report from an international working group. Blood 113(11):2386-2393

Thrombozytose

A. Schifferli

Th. Kühne, A. Schifferli, *Kompendium Kinderhämatologie*,
DOI 10.1007/978-3-662-48103-5_15,

15.1 Einleitung

- Im Kindesalter ist die Thrombozytose ein häufiges reaktives, oft parainfektiöses Phänomen und bedarf keiner weiteren Abklärungen und keiner besonderen Maßnahmen
- Komplikationen einer Thrombozytose, im Sinne eines erhöhten Thromboserisikos oder Blutungsrisikos sind im Kindesalter extrem selten

Schweregrad der Thrombozytose
- Milde Thrombozytose: 450–700×10^9/l
- Moderate Thrombozytose: 700–900×10^9/l
- Schwere Thrombozytose: >900×10^9/l
- Extreme Thrombozytose: >1.000×10^9/l

15.2 Epidemiologie

- RT: sehr häufig (>10 % aller hospitalisierten Kinder)
- ET: extrem selten, Inzidenz beim Erwachsene 60× höher (ca. 2,5/100.000/Jahr)
- Hereditäre Thrombozytose: wenige Familien beschrieben

15.3 Ursache, Pathophysiologie und Pathogenese

15.3.1 Reaktive, Zytokin-induzierte Thrombozytose

- >99 %
- Die Thrombozytenproduktion bzw. die Verschiebungen von einem Kompartiment ins andere gehört zur Akut-Phasen-Reaktion (z. B. Thrombopoietin-Wachstumsfaktoren: TPO und IL-6). Andere Beispiele für solche Reaktionen sind das CRP, Ferritin, Fibrinogen und der VWF
  - Para- und postinfektiös, häufig Infekte der Atemwege
  - Eisenmangelanämie, nach Blutverlust, hämolytische Anämie
  - Postoperativ und andere Stressfaktoren mit Gewebeschädigung, wie z. B. Trauma oder Verbrennung
  - Schwere körperliche Tätigkeit
  - Medikamentös, TPO-Rezeptoragonisten, Rebound-Effekt nach Chemotherapie, Kortikosteroide, NMH, Tretinoin (ATRA), Epinephrin

    - Nach einer Splenektomie (tritt oft unmittelbar nach Operation auf), funktionelle Asplenie
    - Autoimmunkrankheiten: z. B. Vaskulitis (Kawasaki-Syndrom), entzündliche Darmerkrankungen, Zöliakie
    - Allergische Reaktion
    - Hepatoblastom, Lymphome

15.3.2 Autonome (klonale) Thrombozytose

- ET oder primäre Thrombozytose (<1 %)
    - Gehört zur Gruppe der CMPE, wie auch die Polycythaemia vera, die Myelofibrose und die CML. Alle Entitäten können mit einer Thrombozytose einhergehen
    - Die typischen Mutationen beim Erwachsene finden sich nur selten bei Kindern: *JAK2* (50–60 %), *CALR* (20–30 %) und *MPL* (5–10 %)
- Leukämie : AML-M7, CML, CMML
- MDS (beim Erwachsenen häufig im Rahmen eines 5q-minus-Syndroms)

15.3.3 Hereditäre (familiäre) Thrombozytose

- Autosomal-dominante Mutation im Gen, das für den TPO-Rezeptor (cMPL) kodiert

15.4 Klinik

- Allgemeine Symptome
    - Mikrozirkulationsstörungen im Bereich der Finger und Zehen (Rötung, Schwellung, Schmerzen, Brennen, Dysästhesien) und/oder des ZNS (Kopfschmerzen, Sehstörungen und andere neurologische Symptome)
    - Arterielle und venöse Thrombosen und Blutungskomplikationen
    - Eine extreme Thrombozytose kann zu einem erworbenen VWS führen (Thrombozyten binden den VWF)
- RT
    - In den meisten Fällen handelt es sich um einen Zufallsbefund und die Patienten sind asymptomatisch
    - Komplikationen einer Thrombozytose sind eher nach Splenektomie und bei onkologischen Diagnosen zu erwarten. Die erhöhte Inzidenz von Thrombosen im portalen Venensystem nach Splenektomie ist im 1. Halb-

jahr nach der Milzentfernung am höchsten und nimmt dann zunehmend ab. Einzelfälle von Pfortaderthrombosen werden allerdings auch Jahre nach Splenektomie beobachtet. Zu Thrombose-Risikofaktoren zählen allerdings nicht nur die Splenektomie, sondern weitere Faktoren wie z. B. die Grunderkrankung selbst, das Alter des Patienten, eine angeborene Thrombose-Prädisposition, Medikamente
- Autonome Thrombozytose
  - Die typischen Komplikationen der Thrombozytose sind bei Kindern sehr selten anzutreffen. Das Risiko erscheint aber höher als bei der RT

15.5 Diagnostik

- Bei der Messung einer Thrombozytose muss stets an präanalytische und analytische Probleme im Labor gedacht werden, z. B. Laborfehler, Pseudothrombozytose
- Die Thrombozytose sollte mehrmals gemessen werden: »Einmal ist keinmal«
- An transiente (vorübergehende) Thrombozytose denken (RT)
- Anamnese und Klinik ermöglichen in vielen Fällen die Diagnose einer RT
- Der Grad der Thrombozytose hat keinen diagnostischen Wert in der Differenzialdiagnose RT versus ET
- Bei extremer Thrombozytose: Analyse des VWF
- Die ET ist eine Ausschlussdiagnose, es existieren keine pathognomonischen Laborbefunde (RT und andere CMPE müssen ausgeschlossen werden). Allerdings können bei der ET typische Mutationen (*JAK2*) manchmal gefunden werden (bei Kindern aber selten)
- Thrombozytenfunktionstests zeigen eine geringere Funktion bei der ET als bei der RT. Bei der ET sind eher Thrombozyten-Indizes (thrombozytäre Anisozytose) und Plasma-TPO-Konzentration (normal oder erhöht) verändert. Obwohl Laboranalysen hilfreich sein können, ist die Unterscheidung von RT zu ET schwierig mit geringer Sensitivität und Spezifität
- RT
  - Akut-Phasen-Reaktion: Blutbild mit Handdifferenzierung (Thrombozyten-Indizes meist in der Norm). Dieses initiale Labor genügt meistens mit den anamnestischen Angaben und denjenigen aus der Körperuntersuchung
  - Weitere Laboranalysen, falls initiales Labor nicht schlüssig ist: Gerinnung (INR, Quick, aPTT, Fibrinogen), CRP, Ferritin, BSG (Entzündungsparameter erhöht? Leukozytose? Eisenmangelanämie?)

  - Eine Knochenmarkpunktion ist für die Diagnose nicht notwendig. Knochenmarkausstriche zeigen eine megakaryozytäre Hyperplasie, eine normale Reifung und oft eine Linksverschiebung der Megakaryopoiese und ein unauffälliges Interstitium (Retikulinfasern)
- Funktionelle oder anatomische Asplenie
  - Spezialfärbung für die Darstellung der Howell-Jolly-Körperchen
- ET
  - Bei Verdacht auf eine CMPE: Fragen nach Gewichtsverlust, Leistungsintoleranz, systemische Beschwerden
  - Blutbild mit Handdifferenzierung (Anisozytose der Thrombozyten)
  - Knochenmarkpunktion: megakaryozytäre Hyperplasie, kleine Gruppierungen von Megakaryozyten, Riesenmegakaryozyten und Riesenthrombozyten möglich, allenfalls leichte Retikulinfibrose
  - Mutationsanalysen (*JAK2*, *CALR*, *MPL*)
- Leukämie
  - Blutbild mit Handdifferenzierung (atypische Zellen?)
  - Knochenmarkdiagnostik (Aspiration und Biopsie) und molekulargenetische Analysen, insbesondere Analyse auf das Gentranskript BCR-ABL
- MDS
  - Blutbild mit Handdifferenzierung (makrozytäre Anämie)
  - Knochenmarkdiagnostik: dysplastische Zellen im Rahmen einer Reifungsstörung und eventuell atypische Zellen. Molekulargenetische Analysen, insbesondere Monosomie 7, 5q- und Trisomie 8

15.6 Differenzialdiagnosen

- ► Abschn. 15.3
- Präanalytische und analytische Schwierigkeiten
- Pseudothrombozytose (beim maschinellen Zellzähler)
- Kryoglobulinämie
- Zytoplasmatische Fragmente, z. B. Leukämie oder Mikrosphärozyten bei hämolytischen Anämien

15.7 Therapie

15.7.1 RT

- Ist meistens transient und bedarf keiner Therapie
- Splenektomierte Patienten: Das Risiko für eine Thrombose ist abhängig von der Grunderkrankung, Größe der Milz, Grad der Thrombozytose und weiteren prokoagulatorischen Faktoren
  - Prophylaxe: perioperativ und postoperativ niedermolekulares Heparin entsprechend den chirurgischen Empfehlungen für abdominale Eingriffe. Fortführung bis zur vollständigen Mobilisation, mindestens für 4 Wochen nach Splenektomie
  - Weiterbehandlung mit ASS: Da eine Erhöhung von Thrombosen im arteriellen System nicht belegt ist, ebenso wenig wie die Wirkung von ASS bei Risikopatienten für portale Thrombosen, sind die Meinungen hier kontrovers

15.7.2 ET

- Wird je nach Schweregrad und Symptomatik behandelt
- Bei Patienten mit Thrombozyten über 1.500×10^9/l oder nach thrombotischen und Blutungsereignissen wird eine zytoreduktive Therapie angefangen (Stufe 3, siehe unten). Auf Grund der Seltenheit der Erkrankung im Kindesalter existieren keine gültigen Richtlinien
- Mögliches Stufenschema
  1. Abwarten und Beobachten (»watch and wait«): wenn Kind asymptomatisch ist
  2. ASS 2–3 mg/kg KG, maximal 75 mg (vorher erworbenes VWS ausschließen. Cave: Blutungen, weil bei der ET die Thrombozytenfunktion vermindert sein kann; Reye-Syndrom)
  3. HU (Initialdosis 15 mg/kg KG/Tag) oder Interferon-α oder Anagrelid als Zweitlinien-Therapie
- Selektiver JAK-Inhibitor Ruxolitinib ist bei Kindern noch nicht zugelassen

15.8 Prognose

- RT: sehr gut, meistens vorübergehend und komplikationslos
- ET: im Verlauf der Erkrankung Transformation in Polycythaemia vera, Myelofibrose oder akute Leukämie möglich. Das reale Risiko ist aber bei Kindern unbekannt

15.9 Zukunft

- Mutationen werden gesucht, die bei der ET im Kindesalter eine pathogenetische Rolle spielen könnten
- Klinische Studien wurden mit Ruxolitinib, einem Tyrosinkinaseinhibitor, initiiert

15.10 Zusammenfassung

- Die Thrombozytose ist eine häufige, harmlose und vorübergehende Begleiterscheinung in der Pädiatrie. Das Thromboserisiko ist meist erst ab einer Thrombozytenzahl von über 1.500× 10^9/l erhöht. Auch bei dieser hohen Zahl ist eine Antikoagulation diskutabel (NMH werden dem ASS vorgezogen, da die Thrombozytenfunktion auch bei einer RT unter Umständen verändert sein kann)
- Die pädiatrische ET ist typischerweise *JAK2* negativ, und ist wahrscheinlich ein anderes Krankheitsbild als die ET bei Erwachsenen (CMPE). Diagnosekriterien, Risikostratifizierungen und Therapieempfehlungen können somit nicht von der Erfahrung bei Erwachsenen abgeleitet werden. Prospektive Studien und Register sind notwendig, um das Krankheitsbild besser zu verstehen

Thrombozytenfunktionsstörungen

Th. Kühne

Th. Kühne, A. Schifferli, *Kompendium Kinderhämatologie*,
DOI 10.1007/978-3-662-48103-5_16,

16.1 Einleitung

- Thrombozyten sind die kleinsten zirkulierenden Blutzellen (Durchmesser ca. 2 µm) und weisen ein Volumen von 7–9 fl auf. Die Zellen sind im Ruhezustand oval und diskoid und haben keinen Zellkern. Kernlose Thrombozyten finden sich nur bei Säugern, die Thrombozyten von Vögeln, Reptilien, Amphibien und Fischen haben einen Zellkern
- Die Thrombozytenproduktion findet hauptsächlich im Knochenmark statt mit den Megakaryozyten als Vorläuferzellen. Die normale Lebensdauer der Thrombozyten beträgt 7–10 Tage und ihr Abbau erfolgt im monozytären-phagozytären System. Die kurze Lebensdauer der Thrombozyten erfordert eine enorme tägliche Produktion neuer Zellen (ungefähr 100.000.000.000 bei einem Erwachsenen), um eine normale Anzahl Thrombozyten im peripheren Blut ($150–400 \times 10^9$/l) zu gewährleisten. Ein Megakaryozyt kann Tausende von Thrombozyten bilden, indem das Zytoplasma in lange Arme verändert wird, die durch Abschnürung wie Perlenketten aussehen und Pro-Thrombozyten genannt werden. Die Pro-Thrombozyten gelangen via Blutgefäße im Knochenmark direkt in die Zirkulation
- In den Thrombozyten finden sich verschiedene Zellorganelle wie Mitochondrien, tubuläres System und verschiedene Granula. Das offene kanalikuläre System, das ein komplexes Netzwerk von Membranen darstellt und eine große Oberfläche hat, ist imstande, Proteine und Moleküle aufzunehmen und nach Aktivierung der Thrombozyten wieder freizugeben. Thrombozyten verfügen über ein hoch spezialisiertes Zytoskelett, das die Struktur der Thrombozyten trotz starker Scherkräfte gewährleistet
- Die Aktivierung der Thrombozyten wird durch Verletzungen der Gefäße ausgelöst und führt zu einer schnellen und dramatischen Funktionsänderung der Zelle. Diese initiale Phase der Blutgerinnung nennt man primäre Hämostase und führt zur Formänderung der Thrombozyten (von ruhenden diskoiden zu sphärischen Formen), Adhäsion (Anhaftung der Thrombozyten an die Gefäßwand), Rekrutierung und Aktivierung weiterer Thrombozyten und zur Agglutination (Verklumpung der Thrombozyten). Die sekundäre Hämostase umfasst die humoralen Reaktionen mit Aktivierung der Gerinnungskaskade und hat zum Ziel, Fibrin zu produzieren und den »Thrombus« zu festigen, was schlussendlich die Abheilung einer Gefäßverletzung ermöglicht
- Die Hauptfunktion der Thrombozyten ist die Gewährleistung der Gefäßintegrität durch schnelle und primäre Beeinflussung der Hämostase. In den letzten Jahren wurden jedoch weitere wichtige Funktionen der Thrombozyten bekannt: Sie spielen sowohl bei Entzündungen, als auch bei immunologischen Reaktionen eine wichtige Rolle dank ihrer vielfältigen Membran-

rezeptoren und hauptsächlich in den Granula gespeicherten biologisch aktiven Moleküle. Die Aktivierung der Thrombozyten führt zur Relokalisation dieser Moleküle an die Zelloberfläche oder zur Freisetzung. In den 3 häufigsten Arten von Thrombozytengranula (α-Granula, δ-Granula und Lysosomen) wird eine enorme Zahl von Substanzen gespeichert. Die α-Granula sind die häufigsten Granula (etwa 40–80/Thrombozyt) und enthalten Gerinnungsfaktoren, Chemokine, adhäsive Proteine, mitogene Faktoren und die Gefäßneubildung regulierende Faktoren (► Übersicht »Thrombozytengranula und deren Inhalt«)
- Es gibt wahrscheinlich α-Granula mit unterschiedlichen Molekülen, die sich eventuell antagonisieren. Damit sind Thrombozyten Zellen, die sehr schnell regulierend in die komplexen Geschehnisse der Hämostase, Entzündungsreaktionen und die immunologische Antwort eingreifen können

Thrombozytengranula und deren Inhalt
- α-Granula: von-Willebrand-Faktor, Fibrinogen, Thrombospondin, Faktor V, Fibronektin und viele andere
- δ-Granula: Adenosindiphosphat, Adenosintriphosphat, Kalzium, Magnesium, Serotonin und viele andere

16.2 Epidemiologie

- Die Identifikation von angeborenen und erworbenen Thrombozytopathien hängt direkt von der Nachweismethode ab
- Der technische Fortschritt in Labormethoden ließ es zu, »neue« Thrombozytenfunktionsstörungen zu entdecken (z. B. Durchflusszytometrie und molekulargenetische Methoden)
- Thrombozytenfunktionsstörungen sind häufiger als früher angenommen
- Die schweren Formen angeborener Thrombozytenfunktionsstörungen (z. B. Thrombasthenie Glanzmann oder das BSS) sind selten: Prävalenz der einzelnen Krankheiten <1:1.000.000

16.3 Klassifikation

- Entsprechend der Entdeckungen von Thrombozytenfunktionsstörungen und ihrer genetischen Defekte sowie der Art der Funktionsstörung und der verschiedenen Bereiche der Thrombozyten (Zellmembran und Rezeptoren,

Tab. 16.1 Klassifikation der angeborenen Thrombozytenfunktionsstörungen

Defekt-Ort	Beispiele
Defekte der Thrombozytenmembranrezeptoren	Thrombasthenie Glanzmann (Defekt oder Mangel des GPIIb–IIIa)
	BSS, thrombozytäres von-Willebrand-Syndrom (Defekt oder Mangel des GPIb-V-IX)
	Defekte des GPVI
	Andere Defekte von Thrombozytenmembranrezeptoren
Myosin Heavy Chain 9 (MYH9) assoziierte Erkrankungen	May-Hegglin-Anomalie, Epstein-Syndrom, Fechtner-Syndrom, Sebastian-Syndrom
Thrombozytäre Speicherkrankheiten (Storage Pool Diseases)	Defekte der α-Granula: Gray-Platelet-Syndrome, Paris-Trousseau-Syndrom, Quebec-Thrombozytensyndrom, ARC (arthrogryposis, renal dysfunction, cholestasis)-Syndrom
	Defekte der δ-Granula (Dense-Granula): Hermansky-Pudlak-Syndrom, Chédiak-Higashi-Syndrom, Griscelli-Syndrom
	Kombinierte α- und δ-Granula-Defekte
Störungen der Phospholipidmembran der Thrombozyten	Scott-Syndrom, Stormorken-Syndrom
Verschiedene Thrombozytenfunktionsstörungen	Wiskott-Aldrich-Syndrom, Montréal-Thrombozytensyndrom, familiäre thrombozytäre Erkrankungen mit akuter myeloischer Leukämie
Thrombozytenfunktionsstörungen mit thrombozytärem Produktionsdefizit	Kongenitale amegakaryozytäre Thrombozytopenie mit (Thrombocytopenia absent radii, TAR-Syndrom, FA) oder ohne (kongenitale amegakaryozytäre Thrombozytopenie, CAMT) skelettale Veränderungen

Zellorganelle, Zytoplasma, biochemische Reaktionen) aber auch der Thrombozytenzahl und der Thrombozytengröße gibt es verschiedene Klassifikationen von Funktionsstörungen (Tab. 16.1)

16.4 Klinik

- Allgemein
  - Die Blutungsneigung und Blutungssymptome hängen von der Art der Thrombozytenfunktionsstörung und vom Grad der Thrombozytopenie ab
  - Häufigster Blutungstyp sind Schleimhautblutungen (Nasenbluten, Zahnfleischbluten, Menorrhagie und Blutungen während der Schwangerschaft) sowie Hautblutungen (Petechien, Hämatome)
  - Spontane lebensbedrohliche Blutungen (schwer anämisierende Blutungen des Magen-Darm- oder Urogenitaltraktes oder Hirnblutungen) sind selten
  - Nicht selten machen erst Blutungen nach Verletzungen oder elektiven chirurgischen Eingriffen aufmerksam (z. B. Adeno- und Tonsillektomie, Zahnextraktionen)
  - Blutungen können selten Teil eines angeborenen Symptomenkomplexes sein (◘ Tab. 16.1)
  - Wenn nebst Blutungssymptomen noch zusätzliche Symptome beobachtet werden, muss an angeborene Thrombozytenfunktionsstörungen gedacht werden, insbesondere Defekte des Skeletts, Gehörs, Augen, Nieren, Herz sowie immunologische und neurologische Störungen

16.4.1 Ausgewählte Thrombozytenfunktionsstörungen

- Myosin Heavy Chain 9 (MYH9) assoziierte Erkrankungen (◘ Tab. 16.1)
  - *MYH9* ist ein Gen auf dem Chromosom 22, das für das Protein Myosin-9 kodiert. Dieses Protein ist wichtig für das Zytoskelett, die Form und Beweglichkeit der Zelle und bei der Zellteilung
  - Makrothrombozyten sind typisch bei MYH9-assoziierten Erkrankungen
  - Leukozyten-Einschlüsse (Döhle-artige Körperchen) finden sich bei der May-Hegglin-Anomalie, dem Sebastian- und Fechtner-Syndrom
  - Glomerulonephritis und Innenohr-Hörstörung finden sich beim Epstein- und Fechtner-Syndrom
  - Katarakt kommt beim Fechtner-Syndrom vor
- Thrombasthenie Glanzmann
  - Autosomal-rezessiv vererbter Mangel oder Defekt an GPIIb-IIIa (thrombozytärer Fibrinogenrezeptor)
  - Gestört ist die Aggregation der aktivierten Thrombozyten und ihre Adhäsion ans Endothel
  - Typ I: Fehlen des GPIIb-IIIa-Komplexes

   - Typ II: GPIIb-IIIa-Komplex ist reduziert vorhanden (5–20 % im Vergleich zu gesunden Thrombozyten)
   - Variante der Thrombasthenie Glanzmann: GPIIb-IIIa mit Funktionsdefizit
   - Haut- und Schleimhautblutungen bereits in Kindheit mit sehr variablem Schweregrad
   - Thrombozytenzahl ist meistens normal
- Bernard-Soulier-Syndrom
   - Meist autosomal-rezessiv vererbter Mangel oder Defekt an GPIb-IX-V (thrombozytärer von-Willebrand-Faktor-Rezeptor)
   - Mehrere Gene involviert
   - Makrothrombozyten und Thrombozytopenie ($20–140 \times 10^9$/l, Makrothrombozytopenie)
   - Die Ursache der thrombozytären Vergrößerung ist unbekannt
   - Gestört ist die Aggregation der aktivierten Thrombozyten
   - Haut- und Schleimhautblutungen bereits in Kindheit
   - Blutungstyp richtet sich zwar nach dem defekten Gen, allerdings kann starke klinische Variabilität beobachtet werden, auch wenn dieselbe Mutation vorliegt
- Thrombozytäre Speicherkrankheiten (Storage Pool Diseases)
   - Klinik je nach Defekt eines oder mehrerer Granula-Typen (α- und δ-Granula sowie Lysosomen)
   - Thrombozytäre Speicherkrankheiten, wenn Mangel an α- und/oder δ-Granula vorliegen
   - Krankheiten mit sehr unterschiedlichem klinischem Erscheinungsbild
   - Speicherkrankheiten der α-Granula (unter anderen Gray-Platelet-Syndrom, Paris-Trousseau-Syndrom, Quebec Thrombozytenkrankheit) sind milde bis mittelschwere Blutungskrankheiten. Bei diesen Krankheiten kommen zum Teil skelettale Störungen vor (Paris-Trousseau-Syndrom und ARC-Arthrogrypose)
   - Speicherkrankheiten der δ-Granula (Hermansky-Pudlak-Syndrom, Chédiak-Higashi-Syndrom und Griscelli-Syndrom) sind mittelschwere bis schwere Blutungskrankheiten und zeigen noch weitere Symptome wie z. B. okulokutaner Albinismus, Lungenfibrose, Immundefizienz und neurologische Störungen

16.5 Diagnostik

- Klinik, ▶ Abschn. 16.4
- Bei allen Laboruntersuchungen müssen die Bedingungen vor der Blutentnahme (Präanalytik) und die Laboruntersuchungen (Analytik) standardisiert werden, um Fehler zu vermeiden
- Es wurden Richtlinien für die Diagnostik von Thrombozytenfunktionsstörungen publiziert (Streif et al. 2014, Harrison et al. 2011)
- Thrombozytenzahl, ganzes Blutbild inklusive Retikulozyten und Beurteilung der Größe und Morphologie der Thrombozyten, Leukozyten und Erythrozyten
- Knochenmarkuntersuchungen (vor allem wenn Panzytopenie oder Hinweise für das Knochenmark infiltrierende Prozesse vorkommen)
- Blutungszeit: ist in der Regel bei Thrombozytenfunktionsstörungen verlängert, jedoch als Screening-Test nicht empfohlen, weil schlecht reproduzierbar
- PFA
  - Screening-Methode
  - Misst die Verschlusszeit, verursacht durch Zitrat-Vollblut, das in eine Kapillare gegeben wird in Anwesenheit von Thrombozytenaktivatoren (Kollagen und Adenosindiphosphat, oder Kollagen und Adrenalin)
  - Wie bei allen Funktionstests muss ausgeschlossen werden, dass thrombozytenfunktonshemmende Medikamente innerhalb von 2–4 Wochen vor dem Test eingenommen wurden
  - Weil der von-Willebrand-Faktor (Akutphasenprotein) bei Neugeborenen und jungen Säuglingen, aber auch bei Stress (Infektionskrankheiten, körperliche Aktivität) und Schwangerschaft erhöht ist, kann die Verschlusszeit falsch normal sein
  - Thrombozyten müssen $>100\times10^9/l$ und der Hämatokrit >30 % sein
  - Polyglobulie, Thrombozytosen, Hämolyse und Ikterus können die Verschlusszeit ebenfalls beeinflussen
  - Sehr sensitive aber unspezifische Methode (gewisse Thrombozytenfunktionsstörungen, von-Willebrand-Syndrom). Kann bei thrombozytären Speicherkrankheiten (Storage Pool Diseases) und bei thrombozytären Phospholipmembranstörungen normal sein
- Gerinnungsscreening (PZ, aPTT, TT, Fibrinogen), kann nicht alle Gerinnungsstörungen erkennen, z. B. FXIII-Mangel oder -Funktionsstörung
- Bestimmung der einzelnen Blutgerinnungsfaktoren je nach anamnestischen Informationen und nach den Resultaten des Screenings

- Thrombozytenaggregometrie
  - Screening-Methode einer Thrombozytenfunktionsstörung
  - Aufwändige Methode, manchmal schwierige Interpretation der Resultate, Resultate können nicht immer einem Krankheitsbild (◘ Tab. 16.1) zugeordnet werden
  - Verschiedene Methoden: LTA, Impedanzaggregometrie und luminometrische Bestimmung der ATP-Freisetzung
  - Bei der LTA ändert sich die Transmission von Licht bei zunehmender Aggregation von Thrombozyten im thrombozytenreichen Plasma nach Zugabe von verschiedenen Thrombozytenaktivatoren (Adenosindiphosphat, Kollagen, Arachidonsäure, Ristocetin, Thrombin und andere)
  - Präanalytische Voraussetzungen beachten (Zustand des Patienten, Blutgewinnung inklusive Art der Röhrchen, Nadel, Art der Stauung, Menge des gewonnenen Blutes, Temperatur der Proben, Versand, Dokumentation), wird in der Regel vom Labor zur Verfügung gestellt
- Thrombozytenmorphologie: Licht- und Elektronenmikroskopie, elektronenmikroskopische Beurteilung der Thrombozytenmorphologie erfordert viel Erfahrung und wird nur an wenigen Zentren angeboten
- Durchflusszytometrie
  - Eignet sich sehr gut für die Identifikation von angeborenen Störungen der Membranrezeptoren und Messung der Thrombozytenfunktion (z. B. Thrombasthenie Glanzmann, Bernard-Soulier-Syndrom) und thrombozytären Speicherkrankheiten (Storage Pool Diseases)
  - Es werden geringe Blutmengen benötigt und in kurzer Zeit Tausende von Zellen beurteilt
  - Aufwändige Methode, die viel Erfahrung erfordert
- Genetische Analysen: Analyse der Erbsubstanz, Mutationsanalyse (Analyse des einer Thromboztenfunktionsstörung zugrunde liegenden genetischen Defektes)

16.6 Differenzialdiagnosen

- ITP ist eine Ausschlussdiagnose (► Kap. 14)
- Unterscheidung angeborener von erworbenen Funktionsstörungen ist wichtig, damit eine optimale Therapie ausgewählt werden kann
- Aplastische Anämie
- Maligne Krankheiten: myelodysplastisches Syndrom, akute und chronische Leukämien
- Weitere Differenzialdiagnosen, ◘ Tab. 16.1

16.7 Therapie

- Blutungsprophylaxe
  - Patientenausweis (mit Angaben des Patienten, seiner Krankheit und der prophylaktischen und therapeutischen Maßnahmen sowie den zu vermeidenden Medikamente (z. B. ASS, NSAR))
  - Impfungen gegen Hepatitis B bei allen Patienten, die potenziell Blutprodukte erhalten
  - Antifibrinolytika oder Thrombozytentransfusionen vor zahnärztlichen oder chirurgischen Eingriffen
  - Hämostaseologische Planung vor elektiven Eingriffen
  - Eisensubstitution bei akutem oder chronischem Blutverlust
- Lokale Maßnahmen (lokal wirksame Hämostyptika, Fibrinkleber, Kompression, Tamponaden, chirurgische Blutstillung)
- DDAVP
  - Synthetisches Vasopressin-Derivat
  - Stimuliert Freisetzung von von-Willebrand-Faktor/Faktor VIII, ist antidiuretisch wirksam, jedoch nicht vasokonstriktorisch
  - Am besten bekannt als Therapie bei Patienten mit von-Willebrand-Syndrom und milder Hämophilie. Bei thrombozytären Rezeptordefekten, wie der Thrombasthenie Glanzmann und dem Bernard-Soulier-Syndrom ist DDAVP in der Regel nicht wirksam. Beim thrombozytären von-Willebrand-Syndrom (Pseudo-von-Willebrand-Syndrom) kann DDAVP zu einer spontanen Plättchenaggregation und Thrombozytopenie führen und soll deshalb nicht eingesetzt werden
  - Je nachdem in Kombination mit Tranexamsäure besser wirksam
  - Nebenwirkung/Komplikation: Wasserretention mit Hyponatriämie, Hirnödem und Krampfanfällen. Außerdem häufig Flush-Symptomatik und Kopfschmerzen
  - Dosierung, ◘ Tab. 16.2
- Antifibrinolytika: z. B. Tranexamsäure (◘ Tab. 16.3)
- Gerinnungsfaktoren: z. B. von-Willebrand-Faktor enthaltende Faktor-VIII-Präparate, aktivierter Faktor VIIa
- Hormone (Pille): bei Menorrhagien
- Thrombopoietin-Rezeptoragonisten: noch wenig klinische Daten
- Thrombozytentransfusion
- Allogene hämatopoietische Stammzelltransplantation
  - Selten indiziert
  - Bei Patienten mit schweren, therapeutisch schlecht behandelbaren Blutungen
  - Zum Beispiel bei gewissen Patienten mit Thrombasthenie Glanzmann und beim Wiskott-Aldrich-Syndrom

Tab. 16.2 Dosierung DDAVP

Patienten	Therapie		Präoperative Prophylaxe
	Intranasal	Intravenös	Intravenös 60 min vor dem Eingriff
≤12 Jahre	150 µg (1 Sprühstoß)	0,3–0,4 µg/kg über 30 min	0,3–0,4 µg/kg über 30 min
>12 Jahre	300 µg (2 Sprühstöße)		
≤50 kg	150 µg (1 Sprühstoß)		
>50 kg	300 µg (2 Sprühstöße)		

Tab. 16.3 Dosierung Tranexamsäure

		Bolus	Erhaltungsdosis
Kinder	Oral	15–25 mg/kg KG am Vorabend oder 1,5–2× Dosis am Tag des Eingriffs	15–25 mg/kg KG 3–4× täglich
	Intravenös	10–15 mg/kg KG am Tag des Eingriffs	10–15 mg/kg KG 3× täglich
Jugendliche ≥50 kg	Oral	1,0–1,5 g am Vorabend oder 1,5–2× Dosis am Tag des Eingriffs	1,0–1,5 g 3–4× täglich
	Intravenös	0,5–1,0g am Tag des Eingriffs	0,5–1,0 g 3× täglich

16.8 Zusammenfassung

- Gruppe von sehr heterogenen Erkrankungen durch erworbene Ursachen (z. B. Medikamente) oder angeborene Ursachen (Mutationen in Thrombozytenfunktion regulierende Gene)
- Thrombozytenfunktionsstörungen können Teil eines komplexen Syndroms sein oder isoliert als Blutungsneigung auftreten

- Diagnose ist oft schwierig. Angeborene Thrombozytenfunktionsstörungen mit normalen Thrombozytenzahlen zeigen sich oft als Blutung nach Verletzungen oder elektiven chirurgischen Eingriffen
- Oft milde bis mittelschwere Blutungssymptomatik, die durch zusätzliche Faktoren, wie die Einnahme von thrombozytenfunktionhemmende Medikamente oder Verletzungen verstärkt werden können
- Typische Blutungssymptome sind Haut- und Schleimhautblutungen
- Differenzialdiagnose ist wichtig. ITP ist eine Ausschlussdiagnose und darf als Diagnose nur kritisch nach sorgfältigem Abwägen anderer Ursachen gestellt werden
- Die Diagnose und die sich daraus ergebenden Therapieoptionen ergeben sich aus einem schrittweisen Vorgehen
- Eine optimale Therapie setzt eine präzise Diagnose voraus (allerdings kann eine diagnostische »Eskalation« teuer werden)

Referenzen

Harrison P et al. (2011) Guidelines for the laboratory investigation of heritable disorders of platelet function. Br J Haematol 155:30-44

Streif W et al (2014) Leitlinie-Thrombozytopathien Therapie. AWMF Leitlinie. AWMF-Register Nr. 086-004. AWFM online (http://www.awmf.org/uploads/tx_szleitlinien/086-004l_S2k_Thrombozytopathien_Therapie_2014-04.pdf. Zugegriffen: 16.06.2015

Hämophilie

Th. Kühne

Th. Kühne, A. Schifferli, *Kompendium Kinderhämatologie*,
DOI 10.1007/978-3-662-48103-5_17,

17.1 Einleitung

- Hämophile ist ein zusammengesetztes griechisches Wort aus »Blut« und »Liebe«. Trotz der schlechten Beschreibung für einen stark blutenden Patienten, wird es allgemein benutzt
- Im klassischen Sinne wird der Begriff für 2 angeborene, X-chromosomal-rezessive Erkrankungen benutzt: Bei der Hämophilie A kommt es durch eine Mutation im FVIII-Gen zu einem Mangel an FVIII und bei der Hämophilie B ist das FIX-Gen betroffen, das zu einem FIX-Mangel führt

17.2 Epidemiologie

- Die exakte Inzidenz ist nicht bekannt, da sie durch folgende Faktoren beeinflusst wird
  - Inkomplette nationale Registrierung
  - Unterschiedliche Schweregrade/Klassifikationen (milde, moderate, schwere Hämophilie)
  - Unterschiedliche Definitionen der Schweregrade
  - Neumutationen (Es wird vermutet, dass bis zu 30 % der Indexpatienten eine Neumutation haben)
- Die Hämophilie A kommt in etwa 1 auf 5.000 und die Hämophilie B auf 20.000 Männer weltweit vor. Die Inzidenz der Hämophilie beträgt etwa 20–25 Männer pro 100.000 Männer
- Etwa 85 % dieser Männer haben eine Hämophilie A

17.3 Klassifikation

- Zur klassischen Hämophilie gehört die Hämophilie A und Hämophilie B
- Einteilung nach klinischem Schweregrad und nach Schweregrad des Faktormangels. Diese Einteilung hat klinische Konsequenzen
- Obwohl der klinische Schweregrad nicht immer dem Schweregrad des Faktormangels entspricht und obwohl der klinische Schweregrad eines Patienten mit Hämophilie variieren kann, bleibt die Klassifikation des Patienten während des ganzen Lebens mehr oder weniger konstant
- Einteilung nach Schweregrad der Hämophilie (◘ Tab. 17.1)
- Einteilung nach Präsenz oder Absenz von Inhibitoren (► Abschn. 17.7)
  - Schneller und hoher Anstieg des Titers an Inhibitoren, sog. High-Responder (>5 BU) nach Kontakt mit FVIII oder FIX
  - Langsamer und niedriger Anstieg des Titers an Inhibitoren, sog. Low-Responder (<5 BU) nach Kontakt mit FVIII oder FIX

■ **Tab. 17.1** Klassifikation der Hämophilie nach FVIII- und FIX-Konzentration

Schweregrad Hämophilie	Konzentration FVIII oder FIX
Schwere Hämophilie	<1 %
Moderate (mittelschwere) Hämophilie	1–5 %
Milde Hämophilie	>5–30 %

17.4 Genetik und Struktur von FVIII und FIX

- Weil die Gerinnungsfaktoren VIII (Hämophilie A) und IX (Hämophilie B) X-chromosomal-rezessiv vererbt werden (Gen auf Geschlechtschromosom X lokalisiert), sind nur Männer betroffen. Frauen können Überträgerinnen sein, wenn eines der beiden X-Chromosomen ein mutiertes FVIII- oder FIX-Gen aufweist. Bei diesen Frauen kann der Gerinnungsfaktor FVIII oder FIX ebenfalls erniedrigt sein, minimal bis 50 %. Häufig sind die Werte jedoch höher als 50 %. Blutungssymptome (z. B. verstärkte Menstruationsblutungen) können vorkommen (► Abschn. 17.8)
- Das FVIII-Gen wurde zwischen 1982–1984 geklont und ist eines der größten humanen Gene mit 26 Exonen. Es ist auf dem langen Arm des X-Chromosoms lokalisiert bei Xq28
- Es sind über 500 verschiedene Mutationen beschrieben, die meisten sind selten
- Es gibt verschiedene Datenbanken mit Beschreibungen der Mutationen (z. B. http://www.factorviii-db.org)
- Nebst vielen seltenen gibt es wenige häufige Mutationen. Eine Intron-22 Inversion ist eine häufige Mutation (ca. 40 %), die in der Regel zu schwerer Hämophilie A und bei etwa 1/5 der Patienten zu Hemmkörpern führt. Sie ist die häufigste Ursache der schweren Hämophilie A
- Das FVIII-Protein ist sehr groß und besitzt 2.332 Aminosäuren mit verschiedenen Domänen (A1-a1-A2-a2-B-a3-A3-C1-C2)
- In der Blutzirkulation ist FVIII nicht-kovalent an VWF gebunden (VWF ist also ein Trägerprotein des FVIII). Dadurch wird FVIII vor Proteolyse und Abbau geschützt
- Das FIX-Gen wurde 1982 geklont und ist von durchschnittlicher Größe. Es liegt wie das FVIII-Gen auf dem langen Arm des X-Chromosoms, proximal vom FVIII-Gen. Es besteht aus 8 Exonen

- Hämophilie B ist gemäß Genotyp äußerst heterogen, fast jede betroffene Familie hat eine andere Mutation. Das bedingt wiederum eine Sequenzierung des ganzen Gens, wenn die Mutation identifiziert werden soll
- Das FIX-Protein ist eine Serinprotease und hat verschiedene Domänen, die in anderen Gerinnungsfaktoren ebenfalls vorkommen (z. B. in FVII, FX und PC)

17.5 Pathophysiologie

- Die primäre Hämostase (auch zelluläre Hämostase genannt) ist bei der Hämophilie A und B nicht betroffen. Sie ist der 1. Schritt zur Blutstillung und entsteht dank einer Vasokonstriktion des verletzten Gefäßes und der Aggregation von Thrombozyten. Der VWF ist hier das Verbindungsglied zwischen Endothel und Thrombozyt sowie Thrombozyten untereinander
- FVIII und FIX sind Gerinnungsfaktoren der sekundären Hämostase (auch plasmatische Gerinnung genannt), die die Fibrin-Produktion zum Ziel hat und sind Bestandteile des intrinsischen Weges
- Die Blutgerinnung wird durch sequentielle Aktivierungen von Vitamin-K-abhängigen Gerinnungsfaktoren (extrinsischer Weg), aber auch durch den intrinsischen Weg und Ko-Faktoren gewährleistet
- Diese verschiedenen Reaktionen, die zusätzlich zu den Vitamin-K-abhängigen Gerinnungsfaktoren (Thrombin, FVII, FIX und FX) und Ko-Faktoren (z. B. FV und FVIII) auch Membranoberflächen, Rezeptoren und Kalziumionen benötigen, führen schließlich zur Bildung von Thrombin, das seinerseits lösliches Fibrinogen in unlösliches Fibrin überführt und damit das Endprodukt der plasmatischen Gerinnung bildet
- FVIII- und FIX-Mangel und Fehlfunktion führen zu einer verminderten Produktion des Fibrins und verursachen dadurch klinisch je nach Grad des Mangels und der Fehlfunktion dieser Faktoren eine Blutungsneigung

17.6 Klinik

- Blutungssymptome unterscheiden sich nicht zwischen Hämophilie A und B
- Das Alter, in welchem erste spontane Blutungen (ohne Verletzung) auftreten, variiert. Blutungen können bereits bei Geburt auftreten (verlängerte Nabelschnurblutung und großes Kephalhämatom)
- Auch während des Säuglingsalters können spontane Blutungen auftreten, sind aber eigenartigerweise selten
- Blutungen können nach Milchzahnausfall (submuköse Hämatome und chronische Sickerblutungen) auftreten

- Beim Gehbeginn treten häufiger Hämatome an Knien, Kopf und Gesäß auf (häufig nach harmlosen Stürzen)
- Mit zunehmender Aktivität nehmen muskuläre, aber auch Gelenkblutungen (Hämarthros) zu mit dem Risiko der Entwicklung eines sog. Blutergelenks
- Blutungen können prinzipiell überall auftreten, die häufigsten Lokalisationen sind aber die großen Gelenke und Muskeln (Cave: Psoasblutung mit Vortäuschung eines akuten Abdomens)

Typische Lokalisationen von Gelenkblutungen bei Hämophilie
- Kniegelenke
- Obere Sprunggelenke
- Ellenbogengelenke

  - Blutergelenk: wiederkehrende Gelenkblutungen verursachen eine destruktive und degenerative Gelenkerkrankung. Unbehandelt führen wiederkehrende Gelenkblutungen zu Invalidität. Bei vielen Patienten mit mittelschwerer oder schwerer Hämophilie treten solche Blutungen typischerweise im selben oder in mehreren Gelenken auf, die man Target Joints nennt. Solche Gelenke sind einem komplexen zerstörerischen Prozess ausgesetzt (progressive Arthropathie)
  - Muskelblutungen: können wie Gelenkblutungen eine Schwellung verursachen und schmerzhaft sein, insbesondere, wenn Muskellogen durch die Blutung gespannt werden (Logensyndrom) mit der Gefahr einer Nervenkompression mit Muskelischämie und Muskelnekrose
  - Spontane oder traumatische Blutungen in innere Organe und zentrales Nervensystem: können lebensbedrohlich sein
  - Spontane Schleimhautblutungen: sind für die Hämophilie nicht typisch und entstehen in der Regel durch Verletzungen (z. B. Zungenbiss). Diese Blutungen können durchaus zu schwerem Blutverlust führen, sind aber in der Regel gut behandelbar und unproblematisch. Schleimhautblutungen sind typisch für das von-Willebrand-Syndrom und für Erkrankungen der Thrombozytenzahl und -funktion
- Blutungen können durch andere Krankheiten, insbesondere entzündliche Krankheiten, ausgelöst oder verstärkt werden

17.7 Inhibitor-Hämophilie

- Die Entwicklung eines Inhibitors gegen eigene Gerinnungsfaktoren (FVIII- und FIX-Inhibitoren) ist die schwerwiegendste Komplikation der Substitutionstherapie mit FVIII oder FIX. Bei Auftreten solcher Inhibitoren wird der verabreichte FVIII oder FIX unwirksam
- FVIII-Inhibitoren erscheinen in 25–30 % der Patienten mit schwerer Hämophilie A, am häufigsten nach 10–20 Expositionstagen auf FVIII-Produkte
- Patienten mit schwerer Hämophilie A, die bereits mit vielen FVIII-Gaben vorbehandelt sind, ist das Risiko, einen FVIII-Inhibitor zu entwickeln viel kleiner und beträgt etwa 2–3 pro 1.000 Patientenjahre (Risikofaktoren für die Entstehung von Inhibitoren, ◘ Tab. 17.2)
- Patienten mit milder und mittelschwerer Hämophilie, die seltener mit FVIII-Produkten behandelt werden, entwickeln seltener FVIII-Inhibitoren, typischerweise nach intensiver FVIII-Behandlung wegen chirurgischer Eingriffe
- Bei der Hämophilie B sind Inhibitoren viel seltener und kommen in etwa 3–5 % der Patienten vor
- Die Verdachtsdiagose stellt sich, wenn Patienten unter einer adäquaten Prophylaxe trotzdem bluten oder trotz therapeutischer Substitution weiter

◘ Tab. 17.2 Risikofaktoren für die Entstehung von Inhibitoren

Unbeeinflussbare konstante Faktoren	Variable veränderbare Faktoren
Genotyp der Hämophilie: Mutationen wie Stopp-Mutationen, große intrachromosomale Rekombinationen, Nonsense-Mutationen und große Deletionen, bei denen das Faktor-VIII-Protein stark verändert, oder gar nicht exprimiert wird	Intensität der Behandlung (Substitution im Rahmen von Blutungen oder chirurgischen Eingriffen mit hohen Faktordosen zeigt ein höheres Risiko als eine regelmäßige niedrigdosierte Substitution im Rahmen einer Prophylaxe)
Positive Familienanamnese für Inhibitoren	Rekombinante Gerinnungsfaktoren scheinen ein höheres Risiko zu haben, als plasmatische Produkte
Ethnische Gruppen (bei Afro-Amerikanern gehäuft)	
Genotyp des Immunsystems: gewisse Polymorphismen zum Beispiel in der Promotorregion des Interleukin-10- und TNF-α-Gens	

bluten. Diese klinischen Zeichen sollten stets die Suche nach einem Inhibitor veranlassen
- Die verminderte Halbwertszeit und reduzierte Plasmakonzentration des FVIII-Proteins kann im Labor gemessen werden. Der zeitliche Verlauf der FVIII-Konzentration nach der Substitution, die sog. Recovery, ist deutlich erniedrigt
- Inhibitoren und ihre Titer können nachgewiesen werden. Die Diagnose erfolgt mit Mischversuchen mit Messung der Faktoraktivität zu bestimmten Zeitpunkten (z. B. Bethesda-Test und verschiedene Modifizierungen, Angabe als BU). An Hand des Inhibitor-Titers werden 2 Gruppen unterschieden
  - Low-Responder-Patienten haben einen Titer von weniger als 5 BU
  - High-Responder-Patienten haben einen Titer von mehr als 5 BU
- Die Inhibitor-Hämophilie ist selten und deshalb schlecht erforschbar. Studien müssen international und an vielen Institutionen durchgeführt werden, dauern lange, bis genügend Patienten eingeschlossen werden und die Studie durchgeführt werden kann und sind deshalb teuer und äußerst aufwändig. Die Behandlung eines Patienten mit Inhibitor-Hämophilie ist abhängig von der Erfahrung des Arztes und seines Netzwerks
- Die Therapie ist schwierig, da die üblichen Faktorpräparate wenig (bei Low-Responder-Patienten) oder gar nicht wirksam sind (bei High-Responder-Patienten)
- Low-Responder-Patienten: Höhere Dosen von Gerinnungspräparaten können wirksam sein
- High-Responder-Patienten: FVIII bzw. FIX ist unwirksam. Es stehen Bypass-Produkte zur Verfügung, d. h. Produkte, die ohne die Aktivität von FVIII oder FIX auskommen, z. B.
  - Aktiviertes Prothrombinkomplex-Präparat (Feiba NF): ein Gemisch aus den Faktoren II, IX, X in vorwiegend nicht aktivierter Form und dem aktivierten Faktor VIIa
  - Aktivierter Faktor VIIa (rekombinant, z. B. NovoSeven)
- ITI: Versuch der Elimination des Inhibitors (»Desensibilisierung«) durch kontinuierliche hochdosierte Substitutionsbehandlung (z. B. 2×100–150 E/kg KG FVIII pro Tag). Diese Therapie erfolgt auf Grund von Protokollen (z. B. Bonn-Protokoll), ist aufwändig für Patient, Angehörige und Behandlungsteam und stellt eine finanzielle Herausforderung dar. Ein 15 kg schwerer Patient mit einem 15 Monate dauernden Therapieverlauf verursacht Kosten von >1 Mio. € (nur FVIII-Verbrauch). Bei jungen Patienten ist häufig eine zentrale intravenöse Leitung (zum Beispiel ein tunnelierter Verweilkatheter, Port-à-Cath) für die Zeit der ITI notwendig mit den zu erwartenden Risiken (Verstopfung, Infektion). Die ITI ist bei ca. 80 % der Patienten erfolgreich

17.8 Frauen und Hämophilie

- Mädchen und Frauen, die Hämophilie-Überträgerinnen sind, haben in der Regel keine Hämophilie-assoziierten Symptome, über sie ist allerdings noch wenig bekannt
- In einer retrospektiven amerikanischen Studie konnte gezeigt werden, dass Frauen Blutungssymptome entwickeln können, selten sogar schwere Blutungen
- Blutungen kommen in etwa 10 % von Trägerinnen vor (Scott 2014)
- Nebst verstärkter Menstruationsblutung können Blutungen an den typischen Lokalisationen wie bei Knaben und Männern auftreten

17.9 Diagnostik

- Hämophilie A und B werden X-chromosomal-rezessiv vererbt
- Anamnese und Familienanamnese (Patient ist männlich, dessen Mutter ist Übertragerin, wenn es sich nicht um eine Neumutation handelt)
- Die Diagnose sollte im Fall einer positiven Familienanamnese vor Ausbruch von Symptomen gestellt werden
- Labordiagnose
  - Screening: aPTT verlängert, PZ normal, Blutbild normal
  - Speziallabor: Messung der FVIII- und FIX-Aktivität, eventuell Mischversuch

17.10 Differenzialdiagnosen

- Klassische Hämophilie A und B
- von-Willebrand-Syndrom
  - Typ 1: partieller Mangel an VWF
  - Typ 2: qualitativer Mangel an VWF
    - 2A: verminderte thrombozytenabhängige Funktion des VWF mit Mangel an hochmolekularen Multimeren
    - 2B: erhöhte Affinität des VWF an Thrombozyten
    - 2M: verminderte thrombozytenabhängige Funktion des VWF mit normaler Multimeranalyse
    - 2N: verminderte Affinität des VWF an den Gerinnungsfaktor VIII
  - Typ 3: kompletter Mangel an VWF
- Seltene angeborene Blutungskrankheiten (Mangel an Fibrinogen, Faktoren (F) FII, FV, FVII, FX, FXI und FXIII, kombinierte Faktormängel). Seltene

angeborene Gerinnungsfaktormängel sind in der Regel autosomal-rezessiv vererbt
- Erworbene Blutungskrankheiten
  - Vitamin-K-Mangel
  - Verbrauchskoagulopathie
  - Lebererkrankungen
  - Nierenkrankheiten
  - Erworbene neutralisierende Antikörper gegen Gerinnungsfaktoren, ist im Kindesalter eine Rarität
- Angeborene Störungen der Thrombozytenzahl und -funktion, ▶ Kap. 16
  - Angeborene Thrombozytopenien (z. B. FA, Dyskeratosis congenita, Bernard-Soulier-Syndrom, Wiskott-Aldrich-Syndrom, May-Hegglin-Anomalie)
  - Mütterliche Faktoren, z. B. mütterliche ITP, Alloimmunthrombozytopenie des Neugeborenen, intrauterine Infektionskrankheiten
- Erworbene Thrombozytopenien
  - Verminderte Thrombozytenproduktion (z. B. AA, Leukämien, Vitamin-B_{12}-Mangel, Folsäuremangel)
  - Verkürzte Lebensdauer der Thrombozyten, z. B. ITP, medikamentös induzierte Thrombozytopenien, Infektionskrankheiten, Verbrauchskoagulopathie, Hämangiom (Kassabach-Merrit-Syndrom), thrombotische Mikroangiopathien
- Neugeborene (Morbus haemorrhagicus neonatorum)
  - Angeborener Mangel an Gerinnungsfaktoren
  - Erworbener Mangel an Gerinnungsfaktoren
  - Thromboembolische Krankheiten
    - Homozygoter PC- und PS-Mangel: seltene lebensbedrohliche Krankheiten, können innerhalb von Stunden nach Geburt zu einer hämorrhagischen thromboembolisch bedingte Hautnekrosen (Purpura fulminans neonatorum) sowie Hirn- und Augenschädigungen führen

17.11 Therapie

- Die Therapie der Hämophilie ist komplex und umfassend, basiert auf Therapierichtlinien und orientiert sich an einem individuellen Konzept
- Eine erfolgreiche Therapie setzt ein breit abgestütztes interdisziplinäres Team aus einem spezialisierten Hämophiliezentrum voraus, bestehend aus Hämatologen, Orthopäden, Chirurgen, Physiotherapeuten, Labormedizinern, Radiologen, Pflegefachleuten, Psychologen, Sozialberatern und vielen anderen mehr, das mit dem Hausarzt eng zusammenarbeitet

- Therapieziele sind:
  - Aufrechterhalten einer guten Lebensqualität
  - Primäre Prophylaxe: Verhinderung von Blutungen, insbesondere Gelenkblutungen und damit von Invalidität, Verhinderung von anderen schweren Blutungen (Muskelblutungen, andere innere Blutungen)
  - Sekundäre Prophylaxe: Prophylaxe nach bereits erfolgter Blutung
  - Schmerzstillung bei akuten Blutungen und Wiederherstellung der Gelenkfunktion
  - Ermöglichung eines »normalen« Lebens mit Sport, Ausbildung
  - Erkennen und Lösen von sozialen Problemen
- Therapieoptionen: Es bestehen grundsätzlich 2 Therapieformen. Je nach Lebensphase, Lebensstil (Aktivitäten und Risiken) und sozioökonomischer Situation des Gesundheitswesens wird die eine oder andere Therapieform angewendet
  - Die prophylaktische Faktorsubstitution, die bei der schweren Form der Hämophilie A und B empfohlen ist (primäre Prophylaxe, evtl. sekundäre Prophylaxe)
  - Die symptomatische Faktorsubstitution bei Blutungsereignissen (sog. On-demand-Therapie), in der Regel bei Patienten mit milden Formen oder Blutung trotz Prophylaxe (an Inhibitor denken!)
- Faktorprophylaxe
  - Primäre Prophylaxe: Dauertherapie mit Faktorpräparat bevor ein Blutungsereignis stattgefunden hat
  - Sekundäre Prophylaxe: Dauertherapie mit Faktorpräparat nach einem Blutungsereignis
  - Dosis und Anzahl der Substitutionen pro Woche bei der primären Prophylaxe (Dauertherapie) mit FVIII 1- bis 3-mal pro Woche und mit FIX 1- bis 2-mal pro Woche je nach Protokoll, mit einer Dosis von 20–40 E/kg KG
  - Die Faktorkonzentration sollte, wenn möglich nicht unter 1 % fallen
  - Der Zeitpunkt des Beginns der Dauertherapie ist umstritten und nicht eindeutig geklärt
  - Dem Effekt, Blutungen und destruktive Gelenksveränderungen zu verhindern, steht die Entstehung von Inhibitoren gegenüber
  - Dauertherapie verhindert Blutungen nicht komplett, diese sind aber selten. Unter Dauertherapie erreichen die Patienten oft ein bezüglich Bewegungsapparat nahezu unauffälliges Erwachsenenalter. Im Allgemeinen wird die Substitutionstherapie durch Angehörige oder den Patienten selbst durchgeführt (Heimbehandlung)
  - Die schwerwiegendste Komplikation ist die Entstehung eines Inhibitors (▶ Abschn. 17.7)

- Therapie akuter Blutungen
  - Sofortige intravenöse Substitutionstherapie und lokale Maßnahmen vor diagnostischen Maßnahmen. Die Symptome des Patienten nicht anzweifeln. Symptome (Schmerz, Schwellung) und Erfahrung des Patienten sind Indikation zur Substitutionstherapie. Die Dosis und die Anzahl der Faktorsubstitution und die weitere Therapie werden im Hämophiliezentrum individuell bestimmt. Das zeitliche Intervall ist beim FVIII etwa 8 und beim FIX 12 Stunden
  - Bei leichter und mittelschwerer Hämophilie ist DDAVP eventuell ausreichend
- Faktorpräparate
  - Zur Substitutionstherapie stehen plasmatische und rekombinante Faktorpräparate zur Verfügung, die intravenös verabreicht werden. Plasmatische Präparate werden durch Fraktionierung aus gespendetem virusinaktivierten Plasma hergestellt, während rekombinante Präparate durch Gentransfer des menschlichen FVIII- oder FIX-Gens in tierische Zellen in einem Bioreaktor gewonnen werden. In Erforschung beim Menschen sind zur Zeit rekombinante Faktorpräparate mit verlängerter Wirkung (verlängerte Halbwertszeit)
  - Nebenwirkungen: Inhibitor-Entstehung, Infektionsrisiko durch übertragbare Krankheiten konnte im Gegensatz zur Vergangenheit stark reduziert werden, dies gilt insbesondere für Hepatitis B und C, sowie HIV. Allergische Reaktionen auf das exogen zugeführte Faktor-Protein oder auf die anderen Bestandteile der Substitutionsprodukte
  - Die intravenöse Technik des Verabreichens von Gerinnungsfaktoren kann von den Eltern und vom Patienten selbst erlernt werden
- Andere gegen Blutungen gerichtete Therapien
  - Antifibrinolytika (z. B. Tranexamsäure): vor allem bei Schleimhautblutungen
  - DDAVP fördert die Freisetzung von FVIII und kann bei milder Hämophilie A geeignet sein
- Inhibitor-Hämophilie (▶ Abschn. 17.7)
- Schmerztherapie: Gelenk- und Muskelblutungen sind in der Regel sehr schmerzhaft. Sofortige Faktorsubstitution wirkt gegen Schmerzen am zuverlässigsten. Schmerzmittel werden als Zusatz zur Substitution gegeben, nicht als Alternative (Paracetamol, Opiate). Cave: Thrombozytenfunktionshemmer, z. B. ASS und NSAR sind kontraindiziert!
- Unterstützende Therapien: Ruhigstellung einer betroffenen Extremität, Kälte-Verabreichung (z. B. Eiswickel) bei Gelenk- und Muskelblutungen
- Die Therapie eines Hämophilie-Patienten erfordert ein interdisziplinäres Team (Hämatologie, Orthopädie, Radiologie, Physiotherapie und andere)

17.12 Zukunft

- Verbesserung der weltweiten Verfügbarkeit von Faktorpräparaten und des Knowhows der Diagnose und Therapie von Hämophilie-Patienten
- Gerinnungsfaktoren mit verlängerter Wirkung: werden zur Zeit beim Menschen in klinischen Versuchen getestet und sind vielversprechend (stehen kurz vor der Vermarktung). Man verspricht sich eine niedrigere Verabreichungsfrequenz und ein niedrigeres Risiko der Inhibitor-Entstehung
- Gentherapie: Transfer des FVIII- oder FIX-Gens in verschiedene Zellarten. Die Gentherapie steht noch nicht zur Verfügung. Es sind viele Hindernisse zu überwinden

17.13 Zusammenfassung

- Die Hämophilie A und B sind X-chromosomal vererbte Blutungskrankheiten und betreffen deshalb nur Knaben. Allerdings sind auch Frauen betroffen als Trägerinnen der Krankheit (psychologische Probleme, »Schuld«) und können selten ebenfalls Blutungssymptome aufweisen
- Die Diagnostik ist mit der heutigen Medizin unkompliziert
- Die Behandlung ist komplex und erfordert nebst der hausärztlichen Praxis die Zusammenarbeit mit einem spezialisierten interdisziplinären Zentrum mit entsprechend geschultem Personal und mit einer adäquaten Infrastruktur (Diagnostik, Therapien, Präventivmedizin, Psychologie, Pflege, Physiotherapie, Sozialberatung)
- Es stehen heute hervorragende Gerinnungspräparate zur Verfügung, die zur Vorbeugung vor Blutungen (Präventivmedizin) und zur Behandlung von Blutungen eingesetzt werden können
- Schwerwiegende Komplikationen sind unter anderem sich wiederholende Blutungen am selben großen Gelenk (z. B. Knie, Sprunggelenk, Schultergelenk) mit Gelenksunterfunktion und Schmerzen, sowie die Entwicklung von Inhibitoren

Referenzen

Scott DW (2014) Inhibitors - cellular aspects and novel approaches for tolerance. Hemophilia 20 Suppl 4:80-6

Von-Willebrand-Syndrom

A. Schifferli

Th. Kühne, A. Schifferli, *Kompendium Kinderhämatologie*,
DOI 10.1007/978-3-662-48103-5_18, © Springer-Verlag Berlin Heidelberg 2016

18.1 Einleitung

- Das VWS ist die häufigste angeborene Blutgerinnungsstörung, die weltweit Männer und Frauen betrifft
- Häufig wird das VWS erst nach Blutungskomplikationen diagnostiziert, meistens im Rahmen von Operationen, oder es besteht eine positive Familienanamnese. Im Kindesalter oft nach Operationen im Bereich von Schleimhäuten, z. B. Tonsillektomie, Zirkumzision oder Zahnbehandlungen. Oft erst im Erwachsenalter, z. B. bei einem ungewöhnlichen Blutverlust nach einer Geburt, im Rahmen einer Menorrhagie, nach Traumata oder nach größeren Eingriffen

18.2 Epidemiologie

- Die Prävalenz beträgt geschätzt 1:200–1:300 Menschen
- Blutungen sind meistens klinisch kaum relevant und die Patienten sind im Alltag wenig beeinträchtigt
- Signifikante Symptome haben etwa 1/8.000 Individuen, schwere Formen betreffen weniger als 0,3/100.000 Individuen

18.3 Ursache, Pathophysiologie und Pathogenese

- Der VWF ist ein adhäsives Glykoprotein und hat die Funktion eines Verbindungsglieds zwischen Thrombozyten und einer verletzten Gefäßwand (Endothel, via thrombozytärem Glykoprotein Ib-IX und Kollagen) einerseits und zwischen Thrombozyten untereinander andererseits (Thrombozyten-Aggregation). Er spielt also eine fundamentale Rolle in der primären Hämostase
- Der VWF ist Trägerprotein des FVIII, um ihn vor Proteolyse durch Protein C zu schützen. Ein Fehlen von VWF führt zu einer verkürzten HWZ des FVIII und somit zu einer Störung der sekundären Hämostase
- Der VWF wird in Endothelzellen und in Megakaryozyten synthetisiert. Ein Teil wird in thrombozytären α-Granula und in megakaryozytären Weibel-Palade-Körperchen gespeichert und auf ein adäquates Signal (z. B. Thrombin, Plasmin, Fibrin) freigesetzt. Diese Freisetzung kann außerdem durch das Vasopressin-Analogon DDAVP erfolgen
- Die VWF-Multimere mit dem höchsten Molekulargewicht sind die effektivsten in der primären Hämostase. Selektives Fehlen dieser großen Multimere führt zu bestimmten Formen eines VWS

Tab. 18.1 VWS-Subtypen und Häufigkeit

VWS-Typ	Häufigkeit	Auswirkung
1	~80 %	Quantitativer Mangel an VWF
2	~20 %	**Qualitativer Defekt** des VWF (funktionelle Anomalie): gestörte Interaktion des VWF mit Thrombozyten und/oder dem Subendothel
- 2A	Häufigste Subform	Mangel an großen (stark wirksamen) Multimeren
- 2B		Vermehrte Thrombozytenaffinität und Agglutination
- 2M		Verminderte Thrombozytenaffinität ohne Mangel an großen Multimeren
- 2N		(Typ Normandie) Verminderte Affinität zum FVIII
3	~<1 %	**Fehlen des VWF** oder sehr stark vermindert (<5 %)
Erworben	Sehr selten	- Kardiale Shuntvitien → Abbau großer Multimere (2A) - Nebenwirkung von Valproat - Hypothyreose → verminderte Produktion - Nephroblastom → Adsorption des VWF an die Tumorzelle

- Der VWF kann quantitativ oder qualitativ verändert sein. Dies spiegelt sich in den 3 Subgruppen VWS Typ 1, 2 und 3 wider (Tab. 18.1)
- Das Gen des VWF ist am distalen Ende des kurzen Arms vom Chromosom 12 lokalisiert. Es besteht aus 52 Exonen. Das VWS wird in den meistens Fällen autosomal-dominant, seltener autosomal-rezessiv vererbt (Typ 2N und Typ 3)
- Erworbene Formen sind auch bekannt, jedoch sehr selten im Kindesalter. In vielen Fällen, vor allem bei kardiovaskulären Erkrankungen, findet sich eine qualitative Veränderung des VWF, nämlich ein Verlust großer Multimere, so dass ein VWS Typ 2A diagnostiziert wird

18.4 Klinik

- Die Klinik ergibt sich unter anderem aus dem Grad der thrombozytären Funktionsstörung und aus dem potenziellen FVIII-Mangel
- Das Leitsymptom beim klassischen VWS ist die verlängerte Schleimhautblutung bei Knaben und Mädchen (Nasenbluten, Zahnfleischbluten, verstärkte Menstruationsblutungen, Magen-Darm-Blutungen), Tab. 18.2

Tab. 18.2 Klinik der VWS-Subtypen

1	Oft keine oder milde Symptomatik - vorwiegend Schleimhautblutungen: Epistaxis, Mundschleimhautblutung nach Zahnbehandlung, Menorrhagien, gastrointestinale Blutungen - oberflächliche Hämatome Blutungskomplikationen und Nachblutungen vorwiegend im Rahmen von Operationen oder Verletzungen und bei Geburten
2	Symptomatik oft ausgeprägter als bei Typ 1 Haut- und Schleimhautblutungen (Typ 2A, 2B und 2M) Symptomatik ähnlich einer nicht schweren Hämophilie A (Typ 2N)
3	Schwerste Form des VWS, imponiert durch eine Störung der primären und der sekundären Hämostase durch Mangel oder Fehlen an VWF und Mangel an FVIII. Dies führt klinisch zu einem Mischbild: Schleimhautblutungen UND typische Blutungen ähnlich der Hämophilie A (tiefe subkutane, muskuläre und Gelenksblutungen)

- Oberflächliche Hämatome sind sehr häufig, dagegen sind Gelenk- und Muskelblutungen, wie bei der Hämophilie selten und hauptsächlich beim VWS Typ 3 zu finden

18.5 Diagnostik

- Bei vielen Patienten kann die Diagnose eines VWS aufgrund der Familiengeschichte und der charakteristischen Blutungen vermutet werden
- Die Diagnose des VWS basiert auf
  1. der persönlichen Blutungsgeschichte
  2. der Familienblutungsgeschichte und
  3. der Laboruntersuchungen, die mit einem der 3 Typen des VWS vereinbar sind
- Persönliche und Familienblutungsgeschichte
  - Spontane Blutungen, Blutungen nach Verletzungen und elektiven chirurgischen Eingriffen
  - Bei Frauen: detaillierte Menstruationsanamnese
  - Objektivierung durch Blutungsscores (z. B. das sog. ISTH Bleeding Assessment Tool, http://www.wfh.org/en/resources/bleeding-assessment-tool-isth-batt)

- Basistest
  - Blutbild (Anämie und eventuell Thrombozytopenie nach Blutungen)
  - Gerinnung: aPTT, Quick (sind in den meisten Fällen unauffällig); PFA-100: meistens erhöht → PFA-100 ist ein sensitiver aber unspezifischer Screening-Test. Er misst die Verschlusszeit, wenn Blut in eine Kapillare gefüllt wird und mit einem Aktivator (z. B. Adenosin) aktiviert wird. Indirekt wird die Aggregation (Funktion) der Thrombozyten gemessen (wird auch Blutungszeit in vitro genannt, allerdings wird dabei nur ein Teil der primären Hämostase gemessen). Eine verlängerte PFA erfordert weitere Analysen
- Erweiterte Tests
  - VW-Antigen (quantitative Messung des VWF)
  - VW-Aktivität (indirekte qualitative Messung des VWF mit Ristocetin [VWF:RCo] und Kollagen (VWF:CBA)
- Spezialtests:
  - Differenzierung der verschiedenen Typen des VWS (1, 2A, 2B, 2M, 2N und 3, ◘ Tab. 18.3)

◘ **Tab. 18.3** Diagnostik der Subtypen

Typ	Labor
1	**VWF:Ag und VWF:RCo gleichmäßig vermindert** (ca. 20–50 % vom Normwert). Das Multimermuster ist normal - Zu beachten: Patienten mit einer Blutgruppe 0 haben physiologisch leicht verminderte Werte (in der Regel etwa 20 %) - Bei schweren Formen: aPTT verlängert, FVIII vermindert - Bei Neugeborenen und jungen Säuglingen ist der VWF im Allgemeinen über der Erwachsenennorm erhöht. Hierdurch wird die Diagnose eines VWS Typ 1 in dieser Altersgruppe schwer zu stellen sein
2	VWF:Ag leicht vermindert, VWF:RCo stärker vermindert
- 2A	+ Große Multimere vermindert, RIPA vermindert
- 2B	+ Große Multimere vermindert, RIPA erhöht, +/-Thrombopenie
- 2M	+ Alle Multimere vorhanden aber insgesamt vermindert
- 2N	Cave: Aktivität normal, Multimere normal, aber FVIII vermindert. FVIII-Bindungstest bestätigt die Diagnose, allenfalls genetischer Test (wenn Differenzialdiagnose Hämophilie A noch unklar)
3	VWF:Ag und VWF:RCo kaum messbar - aPTT verlängert - moderater FVIII-Mangel

- VWF-Multimeranalyse mittels Elektrophorese
- RIPA: bei Differenzialdiagnose VWS 2A versus 2B
- FVIII-Bindungskapazität: bei Differenzialdiagnose VWS 2N versus Hämophilie A
- Molekulargenetische Abklärung: VWF-Gen lokalisiert sich auf 12p13.3, bisher >300 Mutationen bekannt. Typ 2A und 2B häufig im Exon 28, Typ 2N häufig im Exon 18–20, Typ 3 Exon 18
- Entsprechend der Lokalisation der Mutations-Cluster lassen sich also bei bestimmten Subtypen des VWS gezielt begrenzte Regionen des Gens untersuchen. Dies ist von Bedeutung für eine rationelle Gendiagnostik, da das VWF-Gen mit 52 Exonen sehr groß und damit aufwändig zu untersuchen ist

18.6 Differenzialdiagnosen

- Andere angeborene und erworbene Blutungsneigungen, z. B. Thrombozytopenien, Thrombozytopathien, Hämophilie A und B, weitere seltene Gerinnungsfaktor-Mängel (FII, FX, FV, FVII und andere)
- Vitamin-K-Mangel
- Komplexe Gerinnungsstörungen im Rahmen von Grunderkrankungen, z. B. Leberzirrhose und disseminierte intravaskuläre Koagulopathie
- Vaskulitis mit Purpura (z. B. Purpura-Schönlein-Hennoch)
- Beim VWS Typ 2N ist die wichtigste Differenzialdiagnose die Hämophilie A (► Abschn. 18.5)
- Beim VWS Typ 2B sind die wichtigsten Differenzialdiagnosen ITP und andere Thrombozytopenien

18.7 Therapie

18.7.1 Vorbeugen von Blutungen

- Vermeiden von Thrombozytenfunktion-hemmenden Medikamenten (ASS, Prostaglandinsynthesehemmer, z. B. NSAR)
- Zahnhygiene
- Meiden von gefährlichem Sport (Empfehlungen der Hämophilie-Gesellschaften beachten)

18.7.2 Supportive Therapie bei allen Formen des VWS

- Schleimhautblutung: Tranexamsäure 25 mg/kg KG 3× täglich p.o. oder i.v. Bei Erwachsenen 3× täglich 1 g
- Menorrhagie: Hormone (Pille, mit höherem Gestagen-Anteil), Tranexamsäure während der Menstruation

18.7.3 Hauptprinzipien der Behandlung

1. Die Stimulation der Freisetzung des endogenen VWF aus den Speicherorganellen durch DDAVP (■ Tab. 18.4). DDAVP ist eine synthetische Form des Vasopressins. DDAVP kann mit therapeutischem Ziel gegeben werden (Be-

■ Tab. 18.4 Therapie in Abhängigkeit der Subtypen

Typ	Therapie
1	Lokale Maßnahmen meistens ausreichend (Druckverband) DDAVP intravenös (Desmopressin): 0,3 mcg/kg KG in 50 ml 0,9% NaCl über 20 min (maximal 20 mcg, alle 12 h) Nebenwirkungen sind oft geringgradig und vorübergehend: Flush-Symptomatik mit Tachykardie und Kopfschmerzen. Krampfanfall bei Risikopatienten (sehr selten; Mechanismus: Wasserintoxikation mit konsekutiver Hyponatriämie). DDAVP muss vorsichtig und unter Kontrolle angewendet werden, vor allem bei Kleinkindern *oder* DDAVP intranasal: <50 Kg: 150 mcg (1 Spray) >50 Kg: 2× 150 mcg (1Spray in beide Nasenlöcher)
2	DDAVP nicht immer wirksam. Es empfiehlt sich das Ansprechen mit einem DDAVP-Test zu prüfen. Wenn nicht wirksam: - FVIII-/VWF-Substitution mit einem plasmatischen Produkt -je nach Schweregrad der Blutung: initial Dosis 30–60 RiCof Unit/kg KG, gefolgt von 20–40 RiCof Unit/kg KG alle 12–24 h je nach Bedarf
2A 2B 2M 2N	DDAVP ist beim Typ 2B in der Regel kontraindiziert, weil es die Thrombozytopenie verstärken kann
3	FVIII-/VWF-Substitution therapeutisch oder prophylaktisch (ca. 2–3×/Woche) Nebenwirkung: Antikörperbildung möglich bei Patienten mit großer Deletion DDAVP ist in der Regel unwirksam

handlung von Blutungen vor allem bei mildem VWS oder als Prävention vor zahnärztlichen Eingriffen, Menstruationsblutungen oder kleineren chirurgischen Eingriffen). Wirkungsmaximum innerhalb der 1. Stunde entsprechend der HWZ des VWF, Abfall über 4–8 h. Der Anstieg von FVIII und VWF:Ag erreicht etwa das 3- bis 4-Fache des Basalwertes. Auffällig ist der erzielte Anstieg, vor allem der hochmolekularen hochwirksamen Multimere. Die Wirksamkeit von DDAVP sollte vorher durch einen DDAVP-Test ermittelt werden
   - Ziel des DDAVP-Tests: Nachweis, ob ein Patient auf DDAVP anspricht (DDAVP-Responder [ca. 80 % der Patienten mit VWS Typ 1] oder Non-Responder)
   - Testdosis: 0,3 mcg/kg KG DDAVP (maximal 20 mcg) i.v. Blutentnahmen 1 h und wenn möglich 4 h nach Verabreichung des DDAVP
   - Messung von FVIII:C, VWF:Ag und VWF:RCo
   - Kompletter Response: FVIII und VWF:RCo ≥0,5 IE/ml, partielles Ansprechen: FVIII:C und VWF:RCo >0,3 IE/ml. Manchmal wird die Definition eines Ansprechens als die Verdoppelung des VWF:RCo vom Basalwert verwendet
   - Das Ansprechen auf DDAVP kann mit dem Alter zunehmen. Wenn der Test im Kleinkindesalter durchgeführt und ein Non-Response beobachtet wurde, lohnt es sich, diesen später zu wiederholen
2. Der Ersatz des VWF durch entsprechende Plasmapräparate

18.8 Prognose

- Schwere Blutungen treten beim häufigsten Typ (Typ 1 VWS) sehr selten auf, meistens ausgelöst durch Verletzungen (chirurgische Eingriffe), spontan äußerst selten

18.9 Zusammenfassung

- Das VWS ist ein sehr heterogenes Krankheitsbild (Klinik und Labor)
- Die Mehrheit der betroffenen Individuen haben keine klinische relevanten Blutungen, die Einschränkungen des Lebensstils und der Aktivitäten erfordern würden
- Die Diagnose eines VWS kann sehr schwierig sein (vor allem der Typ 1 VWS) und erfordert häufig die Meinung des Hämatologen
- Es ist zu beachten, dass der VWF (VWF:Ag, VWF:RCo und Multimere) großen intraindividuellen Variationen unterliegt (Aktivität, z. B. Sport; hormonell, Alter, Entzündungen). Weil der VWF ein Akutphasenprotein ist, setzt der Ausschluss eines VWS oft mehrere Messungen voraus

Thrombosen

A. Schifferli

Th. Kühne, A. Schifferli, *Kompendium Kinderhämatologie*,
DOI 10.1007/978-3-662-48103-5_19, © Springer-Verlag Berlin Heidelberg 2016

19.1 Einleitung

- Die Thrombose ist im Kindesalter ein seltenes Ereignis
- Die Entstehung einer Thrombose ist immer ein multifaktorielles Geschehen. Im Kindes- und Jugendalter sind Risikofaktoren oft erkennbar
- Eine ätiologisch unklare, spontane Thrombose ist in der Pädiatrie extrem selten. In 96 % ist eine assoziierte Erkrankung vorhanden. In ungefähr 1/3 aller Kinder und Jugendlichen mit Thrombosen ist ein ZVK involviert
- Die angeborene Thrombophilie spielt im Kindesalter ohne zusätzlich erworbene Risikofaktoren wahrscheinlich kaum eine Rolle

19.2 Epidemiologie

- Die Inzidenz beträgt 0,07–0,5 pro 10.000 Kinder pro Jahr, bzw. 5,3 pro 10.000 stationäre Behandlungen. Im Vergleich dazu: Bei Erwachsenen erreicht sie 19/10.000 pro Jahr
- Die Zunahme der Thrombose-Inzidenz in den letzten Jahren ist auf eine Zunahme intensivmedizinischer Behandlungen bei schwer kranken Kindern und auf Verbesserungen diagnostischer Maßnahmen zurückzuführen
- Es können 2 Altersgipfel beobachtet werden: Früh- und Neugeborene (ZVK, Sepsis oder Asphyxie als Risikofaktoren) mit einer Inzidenz von 1:20.000 Kinder pro Jahr und Adoleszente mit einer Inzidenz von 1:5.000 Kinder pro Jahr
- Bei beiden Altersgruppen sind katheterassoziierte Thrombosen am häufigsten (◘ Tab. 19.1)
- Nichtkatheterassoziierte Thrombosen bei Neugeborenen betreffen eher die Organe und das zentrale Nervensystem (Nierenvenenthrombosen, Schlaganfälle, Sinusvenenthrombosen, Hohlvenen-, Mesenterialvenen- und Pfortaderthrombosen) und bei älteren Kindern eher die Extremitäten (insbesondere Bein- und Beckenvenenthrombosen) und die Sinusvenenthrombosen
- ◘ Tab. 19.2 zeigt die Prävalenz und die Vererbung der hereditären Thrombophilie. Die Angaben betreffend Thrombose-Risiko gelten für das Erwachsenenalter. Im Kindesalter ist die Bedeutung der angeborenen Thrombophilie-Faktoren unklar und wird kontrovers diskutiert

Tab. 19.1 Thrombose: Ursachen, prädisponierende Faktoren

Erworbene Risikofaktoren	Angeborene Risikofaktoren
- Zentralvenöser Katheter (ZVK), inklusive Nabelschnurkatheter bei Neugeborenen - Frühgeburtlichkeit, perinatale Asphyxie, mütterlicher Diabetes mellitus - Trauma und Chirurgie - Immobilisation, Gips - Sepsis (DIC) - Dehydrierung - lokale Infektion (z. B. HNO-Infekt: Lemierre Syndrome, SVT) - onkologische Diagnosen (z. B. Hyperleukozytose) - Antiphospholipid-Syndrom - Vaskulitis - nephrotisches Syndrom (ATIII-Verlust) - exsudative Enteropathie (ATIII-Verlust) - Lebererkrankungen (PC-, PS–Mangel und andere) - Hyperhomozysteinämie bei Vitamin-B_{12}-, Vitamin-B_6- und Folsäuremangel - Schwangerschaft - Adipositas - Medikamente (Steroide, Heparin, Pille. Asparaginase)	- ATIII-Mangel - PC- und PS-Mangel - erhöhte FVIII-Konzentration - FV-Leiden - Mutation Prothrombin G20210A - Erhöhung Lipoproteine(a) - Hyperhomozysteinämie (MTHFR-Polymorphismus) - Dysfibrinogenämie - kongenitale Kardiopathien - Sichelzellanämie

Tab. 19.2 Hereditäre Thrombophilie

Hereditäre Thrombophilie	Vererbung	Prävalenz Heterozygotie (%)	Thrombose-Risiko bei Erwachsenen	Prävalenz Homozygotie (%)	Thrombose-Risiko bei Erwachsenen
ATIII	Autosomal-dominant	0,0–0,2	5–20×		
FV-Leiden	Autosomal-rezessiv	5	5–10×	0,05–0,5	50–100×

Tab. 19.2 (Fortsetzung)

Hereditäre Thrombophilie	Vererbung	Prävalenz Heterozygotie (%)	Thrombose-Risiko bei Erwachsenen	Prävalenz Homozygotie (%)	Thrombose-Risiko bei Erwachsenen
Prothrombin-Mutation	Autosomal-dominant	2–4	2–5×		
MTHFR C677T	Polymorph	40	Unverändert*	15	Vor allem in Kombination mit anderen Faktoren
MTHFR A1298C	Polymorph	40	Unverändert*	15	Risiko nicht ganz klar
PC-Mangel	Autosomal-dominant	0,1–0,5	5–10×	Extrem selten: 1:200.000 Neugeborene	Purpura fulminans im Neugeborenenalter
PS-Mangel	Autosomal-dominant	0,5	5–10×	Extrem selten	Purpura fulminans im Neugeborenenalter

* Hängt von Konzentration und Dauer der Erhöhung des Homozysteins im Plasma ab

19.3 Pathophysiologie und Pathogenese

- Die Virchow-Trias (Abb. 19.1) beschreibt die Faktoren, die bei der Entstehung einer Thrombose eine Rolle spielen. Eine Thrombose ist selten ein monofaktorielles Geschehen (z. B. Kombination Steroidtherapie und Immobilisation oder Kombination einer angeborenen Thrombophilie und ZVK)

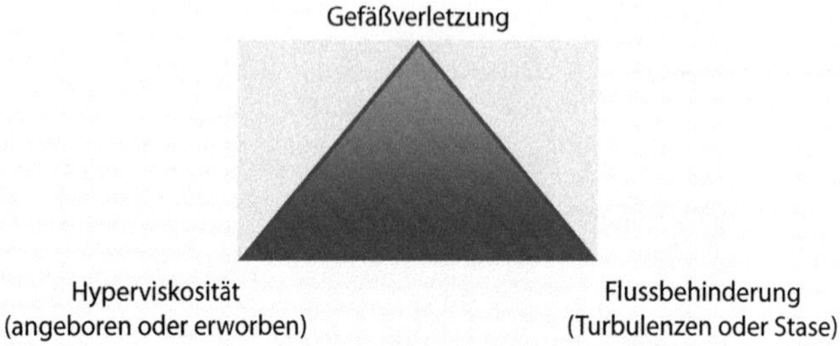

Abb. 19.1 Virchow-Trias

19.3.1 ATIII-Mangel oder ATIII-Minderaktivität

- Antithrombin III ist der wichtigste Gerinnungshemmstoff der Gerinnungskaskade. Es wirkt hemmend auf die Gerinnungsfaktoren Xa und IIa (Thrombin), und in geringerem Ausmaß auf XIIa, XIa und IXa (»a« bedeutet »aktiviert«)

19.3.2 FV-Leiden

- Genetische angeborene Mutation des FV
- FV wird normalerweise durch APC durch Proteolyse abgebaut und damit wirkungslos gemacht. Das aktivierte PC ist also ein natürlich vorkommendes Antikoagulans. Die genetische Mutation im FV-Gen führt zu einer veränderten Proteinsequenz dieses Faktors, was den Abbau von FV durch APC hemmt (der FV wird durch diese Mutation gegenüber PC »resistent«). Deshalb wird diese Hemmung auch APC-Resistenz genannt
- Man geht davon aus, dass Träger dieser Mutation im Laufe der Evolution selektioniert wurden, weil sie einen Vorteil haben: Sie bluten weniger (wichtige Eigenschaft bei der Lebensweise eines Jägers)

19.3.3 Prothrombin G 20210A

- Bei dieser angeborenen Mutation kommt es zu einer erhöhten Prothrombin-Aktivität im Blut

19.3.4 Angeborener und erworbener PC- und PS-Mangel

- PC inaktiviert die Gerinnungsfaktoren FVa und FVIIIa. (»a« bedeutet »aktiviert«). PS ist ein Ko-Faktor von PC
- Bei der »Coumarinnekrose« kommt es in der Initialphase einer Therapie mit VKA zu mikrothrombotischen Ereignissen in den Kapillaren. Wahrscheinlich bedingt durch kurze HWZ und frühzeitigen Abfall von PC und PS (vor FII, FVII, FIX, FX)

19.3.5 Gerinnungsfaktor FVIII-Erhöhung

- FVIII ist während eines thrombotischen Ereignisses »physiologisch« erhöht und ohne Bedeutung. Persistierend erhöhte Werte (>150 %) bewirken ein 5-fach erhöhtes Risiko. Die Ursache ist wahrscheinlich genetisch, eine genetische Mutation konnte noch nicht gefunden werden

19.3.6 Dysfibrinogenämie

- Eingeschränkte Funktion von Fibrinogen. Verschiedene Mutationen bekannt. In >50 % klinisch keine hämostaseologischen Auffälligkeiten, in 20 % Blutungen und in 20 % Thrombosen (Mechanismus unklar)

19.3.7 Erhöhtes Lipoprotein (a)

- Interagiert z. B. mit Bindungsstellen von Plasminogen, fördert aber Thrombosebildung. Klinisch erhöhtes Arteriosklerose-Risiko und venöse Thrombosen

19.3.8 APS

- Antiphospholipid-AK zählen zu den häufigsten erworbenen RF
- Ursache: idiopathisch, oder sekundär im Rahmen vom systemischen Lupus erythematodes, von anderen Autoimmunkrankheiten, medikamentös, Infektionen (Viren, z. B. VZV). Die AK können in alle Bereiche der Hämostase eingreifen, z. B. Hemmwirkung auf verschiedenste Faktoren (PC, PS, ATIII), prothrombotische Wirkung auf Thrombozyten und Endothel. Durch Hemmung von FII ist auch eine hämorrhagische Diathese möglich

- Klinisch vor allem venöse und arterielle Thromboseneigung und selten Blutungsneigung. Die typische Klinik eines APS umfasst Aborte, Ulzera und Thrombozytopenie bei erhöhtem Verbrauch. Paradoxerweise kommt es beim APS zu einer in vitro verlängerten aPTT-Zeit, daher der Name Lupus antikoagulans (Reagenzien empfindlich auf AK)

19.3.9 Hyperhomozysteinämie

- Bei der Hyperhomozysteinämie (im Plasma >10 umol/l Homozystein nüchtern gemessen) besteht ein in der Regel leicht aber dauerhaft erhöhter Wert von Homozystein im Blutplasma. Das stellt ein Risiko für arterielle venöse Thrombosen dar
- Ursachen können angeboren (MTHFR-Polymorphismus C677T) oder erworben sein (Folsäure-, Vitamin-B_{12}- und Vitamin-B_6-Mangel). In beiden Fällen kommt es zu einer verminderten Umwandlung von Homozystein zu Methionin. Die homozygote MTHFR-Mutation ist nur im Falle einer erhöhten Homozysteinkonzentration ein RF

19.3.10 HIT Typ II

- Immunologische Reaktion mit Auftreten von AK gegen den Plättchenfaktor(PF)-4-Heparin-Komplex. Entsteht mit einer Latenz von 5–10 Tagen. Tritt schneller auf, wenn der Patient schon einmal mit Heparin in Kontakt war (z. B. periphere Leitung mit Heparin antikoaguliert)
- Zeichnet sich durch folgende Trias aus

Trias: Heparinresistenz (aPTT trotz hohen Dosen von Heparin nicht im therapeutischen Bereich) + Thrombopenie + arterielle und/oder venöse Thrombosen

- Bemerkung: Die HIT Typ I ist eine oft harmlose, innerhalb von 2 Tagen nach Heparinexposition auftretende Thrombozytopenie. Die HIT Typ I ist reversibel und ohne Risiko für Thrombosen. Keine Umstellung der UFH-Behandlung notwendig

19.4 Klinik

Trias: Schwellung + Verfärbung/Schmerz + Kollateralkreislauf

- Symptome: in Abhängigkeit von der Grunderkrankung und Lokalisation der Thrombose, z. B.
  - TVT: schmerzhafte Beinschwellung, Wadenkompressionsschmerz
  - SVT: außerordentlich variabel und in der Ausprägung unterschiedlich (von a-/oligosymptomatisch bis symptomatisch), Kopfschmerzen meistens im Vordergrund, weitere neurologische Symptome möglich: Wesensänderung, epileptische Anfälle, Augenbewegungsstörungen
  - Vena cava superior: Obere Einflussstauung mit Plethora, Kopfschmerzen, Venenzeichen am Hals und an der Thoraxapertur
  - ZVK-assoziierte Thrombose: Dysfunktion des ZVK, Kollateralkreislauf, Symptome der Einflussstauung je nach Lage des ZVK
  - Nierenvenenthrombose beim Neugeborenen: unklare Hämaturie (häufig im Rahmen einer Sepsis und/oder perinatalen Asphyxie)
  - Arterielle Thrombose: nicht tastbare periphere Pulse mit livider Hautverfärbung
  - Schlaganfall: akuter fokaler neurologischer Ausfall, z. B. Hemiparese, Sprachstörungen, Sehstörungen

19.5 Diagnostik

- Typische Klinik inklusiv bekannte oder unbekannte erworbene und/oder angeborene Risikofaktoren
- Familienanamnese: thromboembolische Ereignisse vor dem 40. Lebensjahr
- Labor: D-Dimere können bei Negativität eine Thrombose mit hoher Wahrscheinlichkeit ausschließen (D-Dimere können nach Operationen, bei Schwangerschaft, malignen Tumoren und Leberzirrhose erhöht sein)
- Kontrastmittel-Angiografie, Phlebografie (Goldstandard, aber nur noch selten angewendet), Ultraschall mit Dopplersonografie, MRT-Angiografie je nach Lokalisation, ZVK-Darstellung mit Kontrastmittel
- Abklärung einer humoralen Komponente der Thrombophilie
  - aPTT, Quick, INR, Fibrinogen, ATIII-Konzentration und -Aktivität, APC-Resistenz als funktionelle Bestimmung oder Mutationsanalyse (FV-Leiden-Mutation), Prothrombin-G-20210A-Mutation, PC- und PS–Konzentration und -Aktivität, Homozystein nüchtern (gegebenenfalls Polymorphismus der MTHFR bestimmen), FVIII-Konzentration und -Aktivität, Lipoprotein (a), Antiphospholipid-Antikörper (Anticardiolipin-AK, β2-Glykoprotein-I-AK, Lupus antikoagulans)

  - Plasmafaktoren sollten frühsten 3 Monate nach Diagnosestellung bestimmt werden, da in der Akutphase die Faktoren abfallen können (z. B. PC, PS, ATIII). Die Antikoagulation sollte mindestens 14 Tage vor einer Thrombophilie-Abklärung gestoppt sein
  - Genetische Tests können jederzeit gemacht werden (FV-Leiden-Mutation, Prothrombin-G-20210A–Mutation)
- Bei Verdacht auf HIT Typ II: Nachweis von Auto-AK gegen PF-4-Heparin-Komplex
- Screening des APS: aPTT (ist paradoxerweise verlängert, ▶ Abschn. 19.3)

19.6 Differenzialdiagnosen

- Entzündung, Trauma
- Lokaler Infekt (Erysipel, Zellulitis)
- Paravasat

19.7 Therapie

- Ziel der Therapie
  1. Weitere Zunahme der Thrombose verhindern und, wenn möglich Auflösung der Thrombose anstreben (durch körpereigene Fibrinolyse)
  2. Embolie-Risiko vermindern
  3. Rezidiv verhindern
  4. Spätkomplikationen (postthrombotisches Syndrom) minimieren

19.7.1 Antikoagulanzien im Kindesalter

- Zugelassen sind nur UFH i.v. und NMH s.c. sowie VKA p.o. (◻ Tab. 19.3)
- Ob unfraktioniertes Heparin gefolgt von VKA oder eine Therapie mit NMH besser ist, bleibt unklar. Die nötigen randomisierten Studien existieren nicht. Vorteile vom NMH: kaum Monitoring notwendig, seltener Blutungsereignisse
- Für eine effektive UFH-/NMH-Therapie braucht es einen ATIII-Spiegel im Normbereich. Selten muss ATIII substituiert werden (z. B. Kind mit onkologischer Diagnose)
- Die Dauer der Therapie ist sehr individuell und richtet sich nach den allenfalls fortbestehenden Risikofaktoren, nach dem Grad der Rekanalisation, sowie nach der Übernahmefunktion eines Kollateralkreislaufes, sowie nach

weiteren klinischen Faktoren (postthrombotisches Syndrom und Rezidivrisiko). Eine unkomplizierte venöse Thrombose wird während 3–6 Monaten behandelt

- Mehr Informationen über die Therapie im Kindesalter, Monagle et al. 2012

19.7.2 Antikoagulanzien in speziellen Situationen

- Bei HIT Typ II darf Heparin nicht mehr eingesetzt werden. Als Alternative stehen zur Verfügung synthetisches Hirudin und Heparinoide (z. B. Danaparoid, ◘ Tab. 19.4)
- Bei lebensbedrohlichen Thrombosen wie Thrombosen großer Gefäße sowie arteriellen Thrombosen und drohender Organschädigung: Thrombolytika wie z. B. TPA und Urokinase. Bei der Fibrinolyse wird endogenes Plasminogen zu Plasmin aktiviert. Das Zeitfenster für eine systemische oder lokale Lyse ist sehr knapp (3 Stunden). Komplikation: Blutungen (auch lebensbedrohliche und fatale Blutungen möglich). In gewissen Situationen können gefäßchirurgische Eingriffe helfen (arterielle Thrombosen mit drohendem Extremitätenverlust)
- Die Gabe von Thrombozytenaggregationshemmern wie ASS (3–5 mg/kg KG/Tag p.o.) kann bei der Behandlung von arteriellen Thrombosen sinnvoll sein, des Weiteren werden sie zur Langzeitprophylaxe bei Autoimmunkrankheiten, Vaskulitiden und unkomplizierten Hirninfarkten eingesetzt. Das Monitoring kann durch die Bestimmung der Plättchenfunktion im PFA-100 erfolgen
- Patienten mit einer MTHFR-Mutation sollten ausreichend Folsäure aufnehmen, gegebenenfalls substituieren

19.7.3 Thromboseprophylaxe perioperativ und bei Immobilisation

- Keine pädiatrischen Leitlinien
- Thromboseprophylaxe mit NMH erwägen bei Patienten mit bekannter Thrombophilie oder nach Thromboseereignis, sowie bei Adoleszenten (Alter als Risikofaktor für Thrombose)

Tab. 19.3 Antikoagulanzien in der Pädiatrie

	UFH
Wirkmechanismus	Aktivierung von ATIII mit folgender Anti-FXa-Aktivität und Anti-Thrombin-Aktivität (gleichermaßen)
Dosis	Start Bolus 75 E/kg KG, Erhaltungsdosis richtet sich nach der Wirkung in vitro (aPTT). Hinweis: Jüngere Kinder benötigen höhere Dosen. Säuglinge etwa 28 E/kg KG/h, Kinder <1 Jahr 20 E/kg KG/h, Erwachsene 18 E/kg KG/h
Überwachung	aPTT und Anti-FXa 4-stündlich bis Zielbereich erreicht und stabil, danach seltener
Therapeutischer Zielbereich	Anti-FXa-Aktivität: 0,35–0,7 E/ml - aPTT kann ebenfalls verwendet werden, doch die Korrelation zwischen aPTT und Anti-FXa kann im Kindesalter schwach sein und der korrespondierende aPTT-Zielbereich muss zuerst für das einzelne Individuum gemessen werden. Zielbereich ca. 60–85 sec
Nebenwirkungen	HIT Typ I HIT Typ II (0,5 %) Osteoporose Blutungen
Antagonisierung	Meistens genügt der sofortige Stopp der Heparin-Infusion. HWZ beträgt 4 h. Vor einem Eingriff muss UFH 4 h pausiert werden. Bei Bedarf kann Protamin eingesetzt werden. Die Dosis von Protamin richtet sich nach der Menge von UFH, die in den letzten 2 h verabreichet wurde: 1 mg Protaminsulfat kann 100 E von UFH antagonisieren

NMH	VKA
Sind Fragmente von Heparin, Hauptwirkeigenschaft ist die Aktivierung von ATIII mit folgender Inaktivierung von FXa. NMH besitzen kaum thrombinhemmende Wirkung (aPTT bleibt unverändert)	Inhibiert die Synthese von Vitamin-K-abhängigen Gerinnungsfaktoren (II, VII, IX, X) Cave: Die Metabolisierung von VKA unterliegt einer genetischen Variabilität
Prophylaktische oder therapeutische Dosierung möglich. Vorteile einer Therapie mit NMH gegenüber UFH: s.c.-Applikation 1×/Tag (mit einem s.c.-Verweilkatheter können die schmerzhaften Injektionen auf 1×/Woche reduziert werden)	Startdosis 0,2 mg/kg KG p.o. (Maximum 5 mg)
Anti-FXa Monitoring und Dosisanpassung kaum notwendig (hohe Bioverfügbarkeit, lange HWZ, Clearance dosisunabhängig). Wenn Kontrolle notwendig: 4 h nach Gabe (erstmals nach 3. s.c.-Gabe)	INR 1–3×/Woche, falls ein Steady State erreicht wird 1×/1–2 Wochen Monitoring in der Regel strenger als bei Erwachsenen: bei Kindern ist die Vitamin-K-Zufuhr mit der Ernährung inkonstant, und Infektionen haben einen erheblichen Einfluss auf die erreichten Medikamentenspiegel
Therapeutisch: Anti-FXa 0,5-1 E/ml Eine Prophylaxe mit NMH muss nicht laborchemisch kontrolliert werden. (Zielbereich 0,2–0,4 E/ml)	INR 2,0–3,0 selten bis 3,5 Cave: enges therapeutisches Fenster
HIT Typ II (<0,01 %) Osteoporose Blutungen seltener als bei UFH	Vorwiegend Blutungen
HWZ 8 h, vor einem Eingriff muss NMH 12–24 h abgesetzt werden. Die Gabe von Protamin kann 75 % der Anti-FXa-Aktivität neutralisieren. Die Dosis von Protamin richtet sich nach der Menge von NMH, die in den letzten 4 h verabreichet wurde: 1 mg Protaminsulfat kann 100 E von NMH antagonisieren	Vitamin-K-Gabe und/oder FFP, Prothrombin-Komplex Konzentrat oder rekombinanter FVIIa je nach Klinik

Tab. 19.4 Weitere und neue Antikoagulanzien (teilweise noch nicht für Kinder zugelassen)

FXa-Hemmer			Thrombinhemmer (IIa)	
Indirekt (über ATIII)	**Heparinoid (indirekt über ATIII)**	**Direkt**	**Direkt**	
Fondaparinux s.c. - synthetisch hergestellt Pentasaccharid (Weiterentwicklung von NMH) - haben aber keinen hemmenden Effekt auf Thrombin - kein Risiko für HIT Typ II Idraparinux s.c. - ist eine lipophile Substanz mit langer HWZ (Gabe 1×/Woche) (aktuell Phase-III-Studien)	Danaparoid i.v. und s.c. - aus Schweinemukosa - wirken wie Heparin aber anderer molekularer Aufbau, keine Kreuzreaktion bei HIT Typ II -geringe therapeutische Breite	Rivaroxaban p.o. - oral! - kein Monitoring notwendig da hohe Bioverfügbarkeit und vorhersehbare Pharmakokinetik	Argatroban i.v. - kein Risiko für HIT Typ II Monitoring durch aPTT Dabigatran p.o.	Rekombinantes Hirudin i.v. -kein Risiko für HIT Typ II Monitoring durch aPTT
Nicht zuglassen bei Kindern	Zugelassen für Kinder mit HIT Typ II	Noch nicht zugelassen bei Kindern (Studien offen)	Nicht zugelassen bei Kindern	Nicht zugelassen bei Kindern

19.8 Prognose

- Postthrombotisches Syndrom: ungefähr 10 % (vor allem nach ZVK)
- Rezidiv-Risiko: ungefähr 10 %
- Mortalität: ungefähr 2 %

19.9 Zukunft

- Entwicklung von neuen Antikoagulanzien mit günstigem Nebenwirkungsprofil und hoher Sicherheit, die ohne Monitoring erreicht wird (◘ Tab. 19.4)
- Registrierung für Kinder der für erwachsene Patienten zur Verfügung stehenden oralen Präparate. Klinische Studien für die Kinderzulassung sind zum Teil im Gange

19.10 Zusammenfassung

- Thrombosen im Kindesalter werden selten in der Arztpraxis diagnostiziert. Vielmehr handelt es sich oft um eine Komplikation nach intensivmedizinischer Behandlung
- Indikation einer Antikoagulation, Wahl des Präparates und Therapiedauer basieren auf Konsens-Entscheiden und richten sich in der Pädiatrie nach der individuellen Situation. Es sei auf die internationalen Richtlinien verwiesen (Monagle et al. 2012)

Referenzen

Monagle et al. (2012) Therapierichtlinien. Chest 141(2 Suppl):e737S-801S

Granulozytopenie

A. Schifferli

Th. Kühne, A. Schifferli, *Kompendium Kinderhämatologie*,
DOI 10.1007/978-3-662-48103-5_20, © Springer-Verlag Berlin Heidelberg 2016

20.1 Einleitung

- Definiert durch Mangel an peripher zirkulierenden neutrophilen Granulozyten

Schweregrad der Neutropenie (neutrophile Granulozyten × 10^9/l)
- Milde Neutropenie: 1,0–1,5
- Moderate Neutropenie 0,5-1,0
- Schwere Neutropenie: <0,5

- Häufig Zufallsbefund
- Da <10 % aller neutrophilen Granulozyten in der Blutbahn zirkulieren, ist die Messung einer Neutropenie im Differenzialblutbild wenig aussagekräftig
- Die Risiken der Neutropenie sind eng mit der Ätiologie verbunden, insbesondere mit dem Zustand der Knochenmarkreserven. Eine Erkrankung des Knochenmarks mit gestörter Produktion und/oder Ausreifung der neutrophilen Granulozyten hat das größte Risiko für Infektkomplikationen, dagegen ist eine para-/postinfektiöse Umverteilung des Neutrophilen-Bestandes, wie dies bei viralen Infekten häufig der Fall ist, nicht mit einem erhöhten Infektrisiko verbunden
- Die ersten 3 Fragen des Klinikers sollten sein
  1. Handelt es sich um eine isolierte Neutropenie oder sind weitere Zelllinien im Blutbild betroffen?
  2. Ist eine Grunderkrankung vorhanden?
  3. Sind typische Infekte schon aufgetreten, z. B. Mundulzera, Stomatitis, Omphalitis, Abszesse im Bereich Haut/Lymphknoten

20.2 Epidemiologie

- Die erworbene Neutropenie kommt deutlich häufiger vor als die angeborene Neutropenie
- Para-/postinfektiöse Neutropenie: am häufigsten, Inzidenz unbekannt
- Primäre autoimmune benigne Neutropenie: Inzidenz ca. 1:10.000 Kinder. Die Inzidenz ist bei Kindern im Alter von 5–15 Lebensmonaten am höchsten. Die sekundäre Autoimmun-Neutropenie (im Rahmen einer Grunderkrankung) ist im Kindesalter sehr selten
- Chronische idiopathische Neutropenie: bei älteren Kindern und Erwachsenen
- Neonatale Alloimmun-Neutropenie: Inzidenz 1:1.000 Lebendgeburten

- Zyklische Neutropenie: Inzidenz 1–2:1.000.000
- Kostmann-Syndrom: Inzidenz 1:200.000
- Cave: ethnische »Neutropenie«: Afrikaner haben in 4–10 % einen tieferen normwertigen ANC-Wert von bis zu 25 %. Bei Infekten wird der ANC-Wert stimuliert und kann wiederum gleich hoch sein wie bei Kaukasiern

20.3 Ursache

- Grundsätzlich unterscheidet man zwischen einer Produktions-/Ausreifungsstörung und einer peripheren Ursache (Umverteilung/Destruktion/Verbrauch) der Neutropenie, ◘ Tab. 20.1

◘ **Tab. 20.1** Ursachen der Neutropenie

Knochenmarkerkrankung	Peripher
Hereditäre Neutropenie: - Kostmann-Syndrom - zyklische Neutropenie - Myelokathexis (WHIM-Syndrom) Hereditäre Stoffwechselstörungen: - SDS - Barth-Syndrom - Glykogenose Typ 1b Angeborene aplastische Anämie (häufig Bizytopenie/ Panzytopenie): - FA - Dyskeratosis congenita Erworbene aplastische Anämie (häufig Bizytopenie/ Panzytopenie): Vitamin-B_{12}-/Folsäure-Mangel Leukämie/ MDS Chemotherapie induzierte Neutropenie	Para-/postinfektiöse Neutropenie: - viral (Influenza, Masern, Röteln, Parvovirus B19, Hepatitis, EBV, CMV, VZV, HIV) - bakteriell im Rahmen einer Sepsis - Parasiten Autoimmun-Neutropenie: - primär (auch genannt Autoimmun-Neutropenie des Kleinkindalters oder chronisch benigne Neutropenie) - sekundär: im Rahmen von Autoimmunerkrankungen oder Immundefizienz-Syndrome, z. B. CVID, Evans-Syndrom, Lupus erythematodes (eher im Erwachsenalter) Alloimmun-Neutropenie (neonatal) Hypersplenismus
Medikamentös bedingte Agranulozytose: - immunologisch (Metamizol, z. B. Novalgin; Procainamid, z. B. Pronestyl) - toxisch Chronische idiopathische Neutropenie (auch genannt benigne chronische Neutropenie)	

20.4 Pathophysiologie und Pathogenese

- Para-/postinfektiöse Neutropenie
  - Unterschiedliche Mechanismen können im Rahmen eines Infektes (viral, bakteriell, parasitär) zu einer Neutropenie führen: Befall hämatopoietischer Vorstufen, Befall der Endothelzellen, erhöhte Adhärenz von Neutrophilen am Endothel, Auftreten von antineutrophilen AK, erhöhter Verbrauch von Neutrophilen am Infektort, parainfektiöser Hypersplenismus, Medikamentennebenwirkung
  - Die Neutropenie zeigt sich in den ersten Tagen nach dem Infekt und dauert ungefähr 3–8 Tage. Gewisse Infekte können auch eine protrahierte Neutropenie zur Folge haben, wie z. B Hepatitis B, EBV, HIV
- Primäre oder sekundäre Autoimmun-Neutropenie
  - Autoantikörper gegen Neutrophilen-spezifische Antigene (z. B. Fc-γ-Rezeptor IIIb oder CD11b/CD18). Periphere Destruktion der neutrophilen Granulozyten durch das monozytäre-phagozytäre System
  - Die primäre Form zeigt meistens eine spontane Remission, in 80 % der Fälle dauert die Neutropenie 7–24 Monate
- Chronisch idiopathische Neutropenie
  - Ähnliche Klinik wie bei der benignen Autoimmun-Neutropenie, AK-Suchtest aber negativ und Verlauf häufig chronisch. Wahrscheinlich auch immunologisches Phänomen
- Alloimmun-Neutropenie
  - Transplazentäre AK (IgG): gerichtet gegen väterliche Granulozyten-Antigene. Die Neutropenie ist innerhalb von 12–15 Wochen vollständig regredient
- Medikamentös bedingte Agranulozytose
  - Immunologische Mechanismen (z. B. Hapten). Neben den reifen Granulozyten können auch Vorstufen im Knochenmark geschädigt werden
  - Toxische Einflüsse: hemmen oder schädigen vermutlich direkt die Knochenmarkzellen
- Kostmann-Syndrom
  - Mutation im *HAX1* Gen (autosomal-rezessiv) mit Ausreifungsstopp auf dem Niveau der Promyelozyten. Es werden keine funktionsfähigen, reifen neutrophilen Granulozyten produziert
  - Schon beim Neugeborenen zeigt sich eine schwere Neutropenie
- SDS
  - Mutation im *SBDS* Gen. Autosomal-rezessiv vererbt. Die Mutation führt zu verstärkter Aktivierung von Signalwegen der Apoptose in hämatopoetischen Stammzellen

- Zyklische Neutropenie
  - Mutation im *ELA2* Gen. Autosomal-dominant oder -rezessiv vererbt. Die angeborene Erkrankung ist durch eine wiederkehrende Störung der Ausreifung hämatopoetischer Stammzellen gekennzeichnet. Anstieg und Abfall der Neutrophilenzahlen folgen einem periodischen Rhythmus
  - Im Abstand von 2–6 Wochen (in 90 % der Fälle 21 Tage) kommt es zu wiederkehrenden Phasen der peripheren Neutropenie mit einer Dauer von weniger als 7 Tagen (meist 4–5 Tage). Die Häufigkeit bakterieller Infektionen steigt dabei mit der Dauer dieser Neutropenie-Perioden an
- WHIM-Syndrom (Warzen-Hypogammaglobulinämie-Immundefizienz-Myelokathexis-Syndrom)
  - Mutation im Chemokinrezeptor *CXCR4* Gen. Autosomal-dominant oder -rezessiv vererbt. Der Rezeptor ist wichtig für die Migration der Zellen aus dem Knochenmark

20.5 Klinik

- Häufige und typische Zeichen der Neutropenie sind Mundulzera, Gingivitis und Stomatitis
- Das Infektrisiko ist abhängig von der zugrunde liegenden Erkrankung, insbesondere der vorhandenen Knochenmarkreserven. Nur bei Erkrankungen mit einer gestörten Knochenmarkreserve (z. B. nach einer Chemotherapie) zeigt sich eindeutig eine Beziehung zwischen Grad der Neutropenie und dem Infektrisiko, ■ Tab. 20.2
  - Erhöhtes Infektrisiko: insbesondere pyogene und enterische Bakterien mit Beteiligung der Lymphknoten, Haut, Leber, Lunge und des Gastrointestinaltraktes
  - Eingeschränkte lokale Entzündungsreaktion möglich, insbesondere verminderte Eiterbildung. Eine »leichte« Hautrötung sollte nicht ignoriert werden

Typische Erreger

- Enterische Bakterien = gram-negative Keime
- Pyogene Bakterien = Staphylokokkus aureus
- Intrazelluläre Erreger = Pilze, Parasiten

Tab. 20.2 Infektrisiko in Abhängigkeit der Diagnose bzw. Knochenmarkreserven

Infektrisiko	Diagnose	Knochenmarkreserve	Infektrisiko abhängig vom Grad der Neutropenie
Niedrig	Postinfektiös*	Normal/leicht vermindert	Ja/Nein
	Hypersplenismus	Normal/erhöht	Nein
Mittel	Postinfektiös*	Vermindert	Ja/Nein
	Idiopathisch	Normal	Nein
	Medikamentös*	Vermindert/normal	Ja
	Zyklisch	Variabel	Ja
	Autoimmun primär	Normal	Nein
	Autoimmun sekundär	Variabel	Ja/Nein
Hoch	SDS	Vermindert	Ja
	Kostmann-Syndrom	Vermindert	Ja
	Medikamentös*	Vermindert bis fehlend	Ja
	Nach Chemotherapie	Vermindert bis fehlend	Ja
	Aplastische Anämie	Vermindert bis fehlend	Ja
	MDS/KM-Infiltration	Vermindert bis fehlend	Ja

* Cave: verschiedene Kategorien möglich

- Fieber in Neutropenie

Definition von Fieber

- Axillär, einmalig ≥38,5 °C
- Axillär, während 1 h >38,0 °C
- Axillär, 2× innerhalb von 12 h>38,0 °C

- Fieber kann der einzige klinische Hinweis auf eine okkulte Infektion sein. Auch Hypothermie, AZ-Verschlechterung, arterielle Hypotension ohne weitere Symptome sollen als möglicher Infekt gewertet werden

20.6 Diagnostik

- In den meisten Fällen parainfektiöses Geschehen und Zufallsbefund
- Typische Klinik mit gehäuften Infekte bei der Neutropenie durch erworbenes oder angeborenes Knochenmarkversagen (▶ Abschn. 20.5)
- Blutbild mit Handdifferenzierung: Niedrige Werte aller neutrophilen Granulozyten (ANC), beinhaltet stabkernige und segmentkernige Granulozyten. Häufig Monozytose
- Für die Diagnose der zyklischen Neutropenie sind Messungen des BB jeden 2. Tag für 3–6 Wochen notwendig
- Auto-AK gegen neutrophile Granulozyten bei Verdacht auf autoimmunologische Phänomene: Der Nachweis breit reagierender AK gegen neutrophile Granulozyten spricht für das Vorliegen einer Autoimmun-Neutropenie. In typischen Fällen zeigen die Auto-AK eine bevorzugte Bindung an Granulozyten, die das Merkmal HNA-1a tragen. Ein negatives Untersuchungsergebnis schließt die Diagnose einer Autoimmun-Neutropenie nicht aus, da die Menge an freien AK vorübergehend unter die Nachweisgrenze absinken kann. Der Nachweis von Auto-AK beeinflusst in keiner Weise das weitere Vorgehen
- Stuhlelastase und Skelettröntgen bei Verdacht auf SDS. Die Patienten zeigen die typische Trias: Neutropenie, metaphysäre Dysplasie und Pankreasinsuffizienz
- Knochenmarkpunktion bei Verdacht auf Knochenmarkversagen oder um das Infektrisiko und die Prognose besser einschätzen zu können. Immunologische Abklärungen bei Verdacht auf sekundäre Autoimmun-Neutropenie. Diese Patienten imponieren durch einen schweren klinischen Verlauf, nebst rezidivierenden bakteriellen Infekten, können weitere Zeichen wie Exantheme, Durchfall, Gedeihstörung und häufige virale Infekte auftreten
- Bei Fieber: Aerobe und anaerobe Blutkultur vor Beginn der empirischen antibiotischen Therapie asservieren. Bei Mädchen zusätzlich Urinkulturen. Weitere Diagnostik soll sich nach Vorhandensein oder Fehlen von Zeichen und Symptomen richten (z. B. Röntgen des Thorax, Galaktomannan-Test bei Verdacht auf Pilze)

20.7 Differenzialdiagnosen

- Pseudoneutropenie möglich in der maschinellen Differenzierung (bei Myeloperodixase-Mangel)
- ◘ Tab. 20.1
- Bei fehlender Klinik abwartende Haltung und BB mit Differenzierung der Leukozyten nach 4–6 Wochen kontrollieren

- Bei Patienten mit einer Autoimmun-Neutropenie und einem unerwartet schweren klinischen Verlauf sollte eine mögliche sekundäre Ursache (z. B. Immundefizienz Syndrom) abgeklärt werden

20.8 Therapie

20.8.1 Prophylaktische Maßnahmen

- Antiseptische Mundspülungen bei Patienten mit rezidivierender Gingivitis oder Stomatitis
- G-CSF: Reduktion der Infektionsraten und Infektkomplikationen (Hospitalisation) bei verschiedenen Ursachen einer Neutropenie konnte dokumentiert werden, wie z. B. bei der idiopathischen Neutropenie, zyklischen Neutropenie, und beim Kostmann-Syndrom. Die Dosis variiert zwischen 1 mcg/kg KG/Tag bis 15 mcg/kg KG/Tag bei Patienten mit einer angeborenen Neutropenie
- Die Indikation von G-CSF ist eine Neutropenie mit verminderter Knochenmarkreserve. Nebenwirkung einer kontinuierlichen Therapie ist unter anderem Osteoporose

20.8.2 Infekt/Fieber in Neutropenie

- Das Vorgehen ist abhängig vom Grad der Neutropenie und von der zugrunde liegenden Erkrankung
  - Patienten mit einer Knochenmarkinsuffizienz (◘ Tab. 20.2, Hochrisiko Gruppe) sollen bei Fieberepisoden und ANC$<0{,}5\times10^9$/l frühzeitig mit Beitbandantibiotika intravenös behandelt werden (gegen gram-positive und gram-negative Keime). Bei Nichtansprechen auf die initial eingesetzten Antibiotika (>4 Tage), oder Verschlechterung des Allgemeinzustandes der Patienten sollten andere Antibiotika (»Zweitlinien-Therapie«) und der Einsatz von Antimykotika erwogen werden
  - Patienten in der mittleren Risiko-Gruppe sollen in Abhängigkeit des Infektes behandelt werden. Ambulant mit oralen Antibiotika bei Infekt der oberen Luftwege, Otitis media, Hautinfektion, Gingivitis usw. Stationär mit intravenösen Antibiotika bei Pneumonie, tiefe oder breitflächige Hautinfekte, periorbitale Infekte und Zellulitis. Patienten mit einer zyklischen Neutropenie und Mundulzera/Gingivitis im Nadir der neutrophilen Granulozyten bedürfen oft keiner Antibiotika
  - Patienten in der Leichtrisiko-Gruppe können wie immunkompetente Kinder behandelt werden

20.9 Prognose

- Die Prognose ist abhängig von der Ursache und vom Schweregrad der Neutropenie (nur bei Knochenmarkerkrankungen) und von der Zeitdauer (akut, transient, chronisch (>3 Monate)
- Seit der Einführung von G-CSF, insbesondere bei Patienten mit einer angeborenen Neutropenie, zeigte sich eine deutliche Besserung der Lebenserwartung. Seit Patienten das Erwachsenalter erreichen, weiß man aber, dass Patienten mit einer angeborenen Neutropenie (z. B. Kostmann-Syndrom, SDS, FA) ein erhöhtes Risiko für eine maligne Transformation haben mit vermehrtem Auftreten von Leukämien (AML und ALL) und myelodysplastischen Syndromen

20.10 Zukunft

- Die Probleme der Diagnostik bei hereditären Neutropenie-Syndromen könnten sich durch zunehmend günstigere molekulargenetische Untersuchungen lösen

20.11 Zusammenfassung

- Neutropenie ist ein Symptom, keine Diagnose
- Das Ausmaß der Abklärungen und ihr Zeitpunkt richten sich nach der Vermutungsdiagnose, die sich aus der Anamnese der Patienten und ihrer Angehörigen, nach der Körperuntersuchung und nach dem initialen Labor ergeben. Der klinische Verlauf kann wichtig sein. Oft richtet sich die Entscheidung über weitere Abklärungen nach der individuellen Situation der Patienten

Septische Granulomatose (chronische Granulomatose)

A. Schifferli

Th. Kühne, A. Schifferli, *Kompendium Kinderhämatologie*,
DOI 10.1007/978-3-662-48103-5_21,

21.1 Einleitung

- Die CGD ist eine seltene angeborene Dysfunktion der Phagozyten (Granulozyten, Monozyten, Makrophagen) und gehört zu den seltenen hereditären Immundefizienz-Syndromen. Die meisten Mutationen sind X-chromosomal, so dass vor allem das männliche Geschlecht betroffen ist
- Das klinische Bild ist heterogen und kann auch erst im späteren Jugendalter oder gar erst im Erwachsenalter zur Diagnose führen. Die meisten Patienten werden aber vor dem 5. Lebensjahr diagnostiziert. Anders als bei anderen Immundefizienz-Syndromen scheint die CGD nicht mit einem erhöhten Tumorrisiko einherzugehen

21.2 Epidemiologie

- Die Inzidenz beträgt ca. 1:200.000 Geburten, alle Ethnien sind betroffen
- 85 % der Patienten sind männlich

21.3 Ursache, Pathophysiologie und Pathogenese

- Das Enzym NADPH-Oxidase ist verantwortlich für die Produktion von Superoxid-Radikalen und anderen Oxidanzien (z. B. H_2O_2) und somit für die Abtötung von phagozytiertem Material wie Bakterien oder Pilze
- Bisher sind Mutationen in 5 Genen bekannt, die zu einem Funktionsverlust vom NADPH-Oxidase-Komplex führen. (Der NADPH-Oxidase-Komplex besteht aus 5 Proteinen)
- Die häufigste Mutation (70 %) ist die X-chromosomale Mutation von *CYBB*, die weiteren Mutationen sind autosomal-rezessiv vererbt, so dass auch Mädchen von der Krankheit betroffen werden können (◘ Tab. 21.1)
- Ein Drittel der X-chromosomalen CGD entspricht einer Neumutation
- Bei gewissen Infektionskrankheiten (z. B. Streptokokken) können die defekten Granulozyten das von den Bakterien oder Pilzen selbst produzierte H_2O_2 zum eigenen Zweck nützen. Dies ist jedoch nicht möglich bei den sog. katalaseproduzierenden Bakterien und Pilzen, da diese das eigene Wasserstoffperoxid selbst neutralisieren können ($H_2O_2 \rightarrow H_2O + O_2$). Die Erreger verbleiben im Wesentlichen ungeschädigt in den Granulozyten und werden mit diesen durch den gesamten Körper transportiert. Dies kann zur Verschleppung der Erreger von einem Organ zum nächsten führen. Es entstehen Abszesse und Granulome in den betroffenen Organen

■ **Tab. 21.1** CGD: Genmutationen und deren Häufigkeit

Gen	Lokalisation	Häufigkeit
CYBB	Xp21.1	65–70 %
CYBA	16q24	<5 %
NCF1	7q11.23	25 %
NCF2	1q25	<5 %
NCF4	22a13.1	Bisher nur 1 Patient

- Da viele katalaseproduzierende Bakterien nicht vermehrt zu Infektionen führen, vermutet man andere Mechanismen, die zur Virulenz des Erregers beitragen. Auch können Katalase-negative Bakterien selten zu Infektionen führen
- Die virale Immunabwehr ist ungestört
- Die Pathogenese der Granulombildung ist unklar
- McLeod-Syndrom: Das Gen für das Kell-Antigen-System grenzt an das *CYBB* Gen (X-chromosomale CGD). Bei größeren Deletionen ist das Kell-Antigen-System häufig mit betroffen. Patienten sind Kell-negativ.

Zur Klinik, ► Abschn. 21.4

21.4 Klinik

- Bereits im Kleinkindalter rezidivierende eitrige und schwere Infektionen. Pilzinfekte können sehr lange oligosymptomatisch verlaufen (subfebril, leichte Leukozytose), und erst im fortgeschrittenen Stadium diagnostiziert werden
- Typische Infekte sind:
  - Eitrige Lymphadenitis
  - Infektiöse Dermatitis (häufig mit Serratia marcescens), Zellulitis, Impetigo
  - Pneumonie (Staphylokokken, Pseudomonas, Aspergillen, Tuberkulose in endemischen Gebieten). Wiederkehrende Infektionen führen zu Komplikationen, wie z. B. Bronchiektasen (ist eine Spätkomplikation), Bronchiolitis obliterans und Lungenfibrose
  - Pilzinfektionen führen bei der CGD selten zu Kavernen, was beim neutropenischen Patienten wiederum häufig der Fall ist

- CGD-Patienten haben wiederkehrende Pseudomonas-Infektionen mit unterschiedlichen Pseudomonas-Spezies. Patient mit CF sind mit dem gleichen Stamm chronisch besiedelt
- Osteomyelitis (häufig mit Serratia marcescens, häufig kleine Knochen an den Händen und Füßen)
- Abszesse der Haut (vor allem perianal, perirektal) und der inneren Organe (vor allem Leber und Lunge)
- Abszesse nach BCG-Impfung

Erregerspektrum bei CGD

Häufigste Erreger (Katalase-positive Organismen):

- Staphylokokken, Serratia marcescens, Nocardia spp., Pseudomonas spp., Klebsillen
- Aspergillus, Candida

- Chronische Kolitis mit Granulombildung oder Ulzera. Ein gastrointestinaler Befall durch die CGD findet sich in 43 % der X-chromosomalen Form und nur in 11 % der autosomal-rezessiven Form
- Bei einer Fehldiagnose von Morbus Crohn kann die Therapie mit TNF-α-Inhibitor (Infliximab) lebensbedrohlich sein
- Granulome im Bereich der Nieren und ableitenden Harnwege (40 %) und im Gastrointestinaltrakt mit sekundären Darmverschlüssen
- Gingivitis, Stomatitis, Aphthen
- Gestörte Wundheilung
- Hepatosplenomegalie
- Gedeihstörung (75 %)
- Autoimmunkrankheiten: häufiger bei CGD-Patienten, z. B. ITP, juvenile idiopathische Arthritis
- McLeod-Syndrom: hämolytische Anämie mit Akanthozyten, Myopathie mit erhöhter Kreatininkinase, späte ZNS- und PNS-Manifestationen (oft nach dem 50. Lebensjahr) wie z. B. periphere Neuropathie, Chorea, Demenz, Krampfanfälle

21.5 Diagnostik

- Klinik

Trias: wiederkehrende schwere Infektionen + Gedeihstörung (Durchfälle) + Dermatitis

- Basis Labor
  - Differenzial-BB mit Granuloyten- und Monozyten-Fraktion unauffällig
  - Unspezifische Laborveränderungen: als Ausdruck chronisch, wiederkehrender Infektionen: Anämie, Hypergammaglobulinämie, BSG-Erhöhung
  - Patienten mit einem Magen-Darm-Befall der CGD haben häufig eine Hypoalbuminämie
- Speziallabor
  - Granulozytenfunktionstest: Die Produktion von Wasserstoffperoxid in den Granulozyten wird gemessen
    - NBT-Test ist der älteste und bekannteste Test: Die Oxidanzien-bildenden Phagozyten verfärben sich blau nach Zugabe von NBT
    - DHR-Test: Die Oxidation von Dihydrorhodamin führt zu einem fluoreszierenden Produkt. Eine quantitative Aussage der NADPH-Restaktivität ermöglicht auch prognostische Aussagen
- Biopsien zeigen mikroskopische Granulome im entzündeten Gewebe
- Genetische Analyse: sollen durchgeführt werden, um die Diagnose zu bestätigen und eine genetische Beratung zu ermöglichen. Eine gewisse Genotyp-Phänotyp-Assoziation ermöglicht prognostische Aussagen

21.6 Differenzialdiagnosen

- Angeborene und erworbene Immundefekte: z. B. SCID, CVID, angeborener und/oder erworbener Immunglobulinmangel
- CF: CF-Patienten haben früh Bronchiektasen und keine extrapulmonale Infektionen
- Morbus Crohn: Die CGD-Kolitis ist meist nur rektal und perirektal und zeigt keine extraintestinale Manifestationen. Patienten mit Morbus Crohn haben keine erhöhte Infektanfälligkeit
- Hyperimmunoglobulin-E-Syndrom: Infektionen mit Staphylokokken und Aspergillen

21.7 Therapie

- Verhaltensempfehlungen: nur in gut chloriertem Wasser baden, Wohnungen und Orte mit Schimmelpilzbefall meiden, keine Gartenarbeit (Gartenmulch, Kompost, Heu), Keller und Garagen nicht reinigen, keine Abrissarbeiten vornehmen

- Lebenslange Infektprophylaxe
  - Antibiotika: z. B. mit Sulfamethoxazol/Trimethoprim täglich
  - Antimykotika: Itraconazol täglich (vermindert Inzidenz und Mortalität von Pilzinfektionen)
  - Gegebenenfalls γ-Interferon Injektion (3×/Woche). Einige Studien zeigen einen Nutzen
- Symptomatische Therapie
  - Resistenzgerecht langdauernd Antibiotika und Antimykotika (meistens intravenös). Cave: Vor jeglicher empirischen Therapie muss Material für die mikrobiologische Diagnostik gewonnen werden (wenn notwendig Biopsie)
  - Operative Entfernung von Granulomen und Infektherden (z. B. Lymphknoten-Abszesse)
  - Drainage von Infektherden
  - Entzündliche Manifestationen (z. B. Kolitis) werden häufig mit oralen Kortikosteroiden behandelt. Alternativ: Azathioprin
- Kurativer Therapieansatz
  - SZT: Gute Resultate zeigen Transplantationen im jüngeren Alter mit HLA-kompatiblem Familienspender und einer Konditionierung mit reduzierter Toxizität (Fludarabin als Bestandteil der Konditionierung)

21.8 Prognose

- Die hohe Morbidität und Mortalität der CGD konnte dank der erwähnten prophylaktischen Maßnahmen relevant gesenkt werden (► Abschn. 21.7). Vor Einführung der antimikrobiellen Prophylaxe starben die meisten Patienten in der 1. Lebensdekade: daher der frühere Name »Fatale CGD der Kindheit«
- Lebenserwartung etwa 40 Jahre (erhebliche Unterschiede)

21.9 Zukunft

- Gentherapie: erste Berichte beim Mensch in 2006, aber immer noch experimentell

21.10 Zusammenfassung

- Genetisch bedingtes Immundefizienz-Syndrom, gekennzeichnet von schweren eitrigen Infekten und Granulombildungen
- Krankheitsbild weniger ausgeprägt als bei einer angeborenen Neutropenie, da die Granulozyten nur bei bestimmten Mikroorganismen ihre Funktion nicht erfüllen können

Referenzen

Online Mendelian Inheritance in Man. An Online Catalog of Human Genes and Genetic Disorders. http://www.omim.org. Zugegriffen: 21.07.2015

The portal for rare diseases and orphan drugs. http://www.orpha.net. Zugegriffen: 21.07.2015

Serviceteil

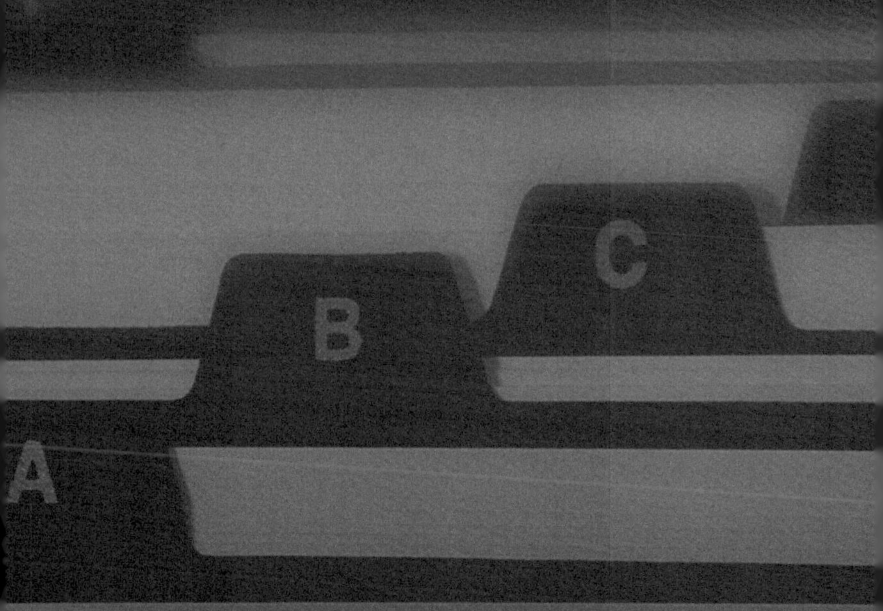

Th. Kühne, A.Schifferli, *Kompendium Kinderhämatologie*,
DOI 10.1007/978-3-662-48103-5,

Glossar

Alimentär Nutritiv

Alloantikörper Antikörper gegen ein Blutgruppenantigen, das der Patient nicht besitzt

Analytische Probleme Technische Probleme bei der Analyse von Blut

Anisozytose Größenunterschiede von Blutzellen, z. B. Erythrozyten

Antikoagulans Gerinnungshemmer

Apherese Trennverfahrung. Bei der Apherese von peripheren Stammzellen wird der Spender an eine Maschine angeschlossen, die die gewünschten Zellen (hier die hämatopoietischen Stammzellen) entnehmen kann und dem Spender sein restliches Blut gleichzeitig wieder zurücktransfundiert. Die Stammzellen werden entweder gefroren (oft in flüssigem Stickstoff) und erst später dem Empfänger verabreicht,oder dem Empfänger direkt verabreicht

Apoptose Programmierter Zelltod

Apoptotisch Den programmierten Zelltod betreffend

Asphyxie Sauerstoffmangel

Bite cells Erythrozyten mit unregelmäßigen Lücken in ihrer Kontur. Unregelmäßig eingezogene, »angefressene« Erythrozyten, durch Entfernung von denaturiertem Hämoglobin

Bizytopenie Zellzahlabnahme in 2 von 3 Blutzellreihen

Bronchiektasen Irreversible, sackförmige oder zylindrische Ausweitungen der mittelgroßen Atemwege

Cholestase Gallenstau

Compound-Heterozygotie Vorliegen zweier unterschiedlich mutierter Allele desselben Gens eines Chromosomenpaars

Denaturierung Strukturelle Veränderung von Biomolekülen

Desoxygenierten Nicht mit Sauerstoff gesättigt

DNA interkalierende Substanzen Moleküle, die sich in die Doppelhelix der DNA zwischen benachbarte Basenpaare einschieben

DNA Erbsubstanz, kommt hauptsächlich im Zellkern vor (wenig auch in Mitochondrien)

Duodenum Zwölffingerdarm

Dysästhesien Empfindungsstörungen

Dysplastisch Fehlentwickelt

Dysplastische Zellen Zellen mit morphologisch abnormen Eigenschaften

Ektop Nicht am physiologischen Ort befindlich

Endothelzellen Kleiden das Lumen aller Blutgefäße aus

Enterische Bakterien Bakterien aus dem Darm

Erythroblasten Erythrozytäre Vorläuferzellen im Knochenmark, normalerweise nicht im peripheren Blut

Erythroide Hyperplasie Überaktivität der Erythrozytenbildung im Knochenmark

Erythropoiese Bildung von Erythrozyten im Knochenmark

Exon Wird der Teil eines eukaryotischen Gens bezeichnet, der nach dem Spleißen (Splicing) erhalten bleibt. Dem gegenüber stehen die Introns, die beim Spleißen herausgeschnitten und abgebaut werden

Extravasal/intravasal In den Gefäßen/außerhalb der Gefäße

Extrinsische hämolytische Anämien Extrakorpuskuläre oder extraerythrozytäre Zerstörung von Erythrozyten

Fibrinolyse Gegenspieler der Hämostase mit dem Ziel Fibrin aufzulösen

Fibroblasten Bewegliche, im Bindegewebe vorkommende Zellen mesenchymaler Herkunft

»Founder Mutation« oder »Founder Effect« Gründereffekt, genetische Abweichung einer isolierten Population oder Gründerpopulation (z. B. auf einer Insel) von der Stammpopulation (z. B. auf dem Festland)

Fragmentozyten Beschädigte (fragmentarische) rote Blutkörperchen oder deren Trümmerstücke

Funktionelle Asplenie Funktionsverlust der Milz

Genotyp Erbbild eines Organismus

Glykolyse Erster Teil des Glukosestoffwechsels. Es ist ein biochemischer Abbauweg von Glukose

Granulom Entzündungsbedingte, knotenartige Gewebeneubildung

Hämatopoietisch Blutbildend

Hämaturie Blut im Urin

Hämoglobinopathie (Angeborene) Störung des roten Blutfarbstoffes (Hämoglobin in den Erythrozyten)

Hämolyse Auflösung von roten Blutkörperchen

Hämophilie A Gerinnungsfaktor-VIII-Mangel

Hämophilie B Gerinnungsfaktor-IX-Mangel

Hämorrhagische Diathese Blutungsneigung

Hämostase Blutstillung

Hapten Inkomplettes Antigen

Haptoglobin Transportprotein für freies Hämoglobin

Heinz'sche Innenkörperchen Mikroskopisch sichtbare Verklumpungen des Hämoglobins in den Erythrozyten

Hepatomegalie Vergrößerte Leber

Heterozygote Mutation Ein Allel ist mutiert und das andere nicht mutiert (Wildtyp, gesund)

HLA System menschlicher Leukozytenantigene, die für das Immunsystem wichtig sind und bei der Charakterisierung von Organ-

und Knochenmarkspendern und -empfängern bei Transplantationen eine wichtige Rolle spielen

Howell-Jolly-Körperchen Chromatinreste aus Zellkernen in den (kernlosen) Erythrozyten

Hypermenorrhoe Verstärkte Menstruationsblutung

Hypersplenismus Überfunktion der Milz

Hypertelorismus Großer Abstand zwischen den Augen

Hypochromie Niedriges MCH

Hyposthenurie Urinkonzentrationsstörung

Idiopathisch Unbekannte Ursache

Ikterus Gelbsucht

Impetigo Hochinfektiöse bakterielle Hauterkrankung, häufig mit Staphylococcus aureus

Inhibitor Neutralisierender Antikörper z. B. gegen FVIII oder FIX, auch Hemmkörper genannt

Intrakranielle Blutung Hirnblutung

Intrinsische hämolytische Anämien Korpuskuläre oder intraerythrozytäre Zerstörung von Erythrozyten

Kephalhämatom Bluterguss unter der Knochenhaut eines Schädelknochens, meistens des Scheitelbeins beim Neugeborenen, das durch die Einwirkung von Scherkräften während der Geburt verursacht wird

Lipophil Fett liebend, fettlöslich

Lyonisierung Inaktivierung eines X-Chromosoms

Makrothrombozyten Größer als normale Thrombozyten, Riesenthrombozyten (oft in der Größe von Erythrozyten oder Lymphozyten)

Makrozephalie Kopfumfang über der 97. Perzentile des alters- und geschlechtsspezifischen Vergleichskollektivs

Makrozyten Größere als normale Zellen

Makrozytose Große Zellen (erhöhtes MCV, vor allem bei Erythrozyten)

Megakaryozyten Vorläuferzellen der Thrombozyten im Knochenmark

Menarche Erste Regelblutung in der Pubertät

Menorrhagie Verlängerte Menstruationsblutung, oft mit Hypermenorrhoe

Mikroangiopathie Erkrankung der kleinen Blutgefäße

Mikrozytose Niedriges MCV

Mosaizismus Individuum, in dessen Körper Zellen mit unterschiedlichen Karyotypen und/oder Genotypen vorkommen, wobei sämtliche Körperzellen von derselben befruchteten Eizelle abstammen

Myelotoxisch Das Knochenmark schädigend

Neutropenie Verminderte Anzahl neutrophiler Granulozyten

Normoblasten Erythroblasten, kernhaltige Erythrozyten, erscheinen im peripheren Blut bei Erkrankungen des Knochenmarks und bei erhöhter Aktivität der Erythropoiese (z. B. bei hämolytischen Anämien)

Oligosymptomatisch Wenig Symptome

Omphalitis Bauchnabelentzündung

Oxidanzien (Oxidationsmittel) Stoffe, die andere Stoffe oxidieren können (Elektronen aufnehmen) und dabei selbst reduziert werden (Elektronen abgeben)

Panzytopenie Zellverminderung aller 3 Zelllinien (Erythrozyten, Leukozyten, Thrombozyten)

Paraneoplastisch Im Zusammenhang mit einer Tumorerkrankung auftretend

Pathognomonisch Ein Symptom, welches bereits für sich alleine genommen hinreichend für eine sichere Diagnosestellung ist

Petechien Spontane punktförmige Hautblutungen

Phagozytose Die aktive Aufnahme von Partikeln (bis zu kleineren Zellen) in eine einzelne eukaryotische Zelle

Phänotyp Erscheinungsbild eines Organismus

Poikilozytose Formunterschiede von Blutzellen, z. B. Erythrozyten

Polyglobulie Erhöhung der Anzahl der roten Blutkörperchen

Polymorphismus Das Auftreten mehrerer Genvarianten innerhalb einer Population

Präanalytische Probleme Probleme, die vor der eigentlichen Analyse auftreten, z. B. durch Stauung der Venen oder Kompression bei Kapillarblutentnahme, durch den Zustand des Patienten (Allgemeinzustand, Fieber, Aktivität vorher, Medikamente)

Prätibiale Region Am Unterschenkel, im Bereich des Schienbeins

Präzipitation Fällung

Priapismus Dauererektion

Primäre Hämostase Erste Phase der Hämostase, bestehend aus Zellen (Thrombozyten und anderen Blutzellen) und Gerinnungsfaktoren (von-Willebrand-Faktor) mit dem Ziel, Thrombozyten zu verklumpen

Prokoagulatorisch Gerinnungsfördernd

Proteolyse Enzymatische Hydrolyse von Proteinen

Pyogene Bakterien Eiterbildende Bakterien

Retina Netzhaut

Sekundäre Hämostase Zweite Phase der Blutgerinnung, bestehend aus Gerinnungsfaktoren mit dem Ziel der Fibrinbildung, die den Thrombus festigt

Sepsis Infektiöse Blutvergiftung

Sinusvenen Große venöse Zusammenflüsse des Gehirns

Sklerenikterus Gelbfärbung der Sklera (Lederhaut des Auges)

Sphärozyten Kugelzellen

Splenektomie Operative Milzentfernung

Splenische Sequestration Abfangen und Destruktion von Blutzellen (z. B. der Erythrozyten bei hereditärer Sphärozytose oder Sichelzellkrankheit) in der Milz

Splenomegalie Vergrößerte Milz

Stomatitis Entzündung der Mundschleimhaut

Stomatozyten Erythrozyten mit einer im Mikroskop sichtbaren, zentralen schlitzförmigen Aufhellung

Symptomatische Therapie Unterstützende Therapie

Tachykardie Beschleunigter Puls (Herzschlag) über die Norm hinaus

Telomer Endstück der Chromosomen

Telomerase Enzym im Zellkern, das die Telomere stabilisiert

Thrombolyse Auflösung eines Thrombus mit Hilfe von Medikamenten (Thrombolytika)

Thrombophilie Thromboseneigung

Tonsillektomie Chirurgische Entfernung der Gaumenmandeln

Transitorisch Vorübergehend

Urämie Nierenunterfunktion mit Auftreten von harnpflichtigen Substanzen im Blut mit Vergiftungserscheinungen im Rahmen einer Nierenunterfunktion. Sehr komplexes klinisches Bild unter anderem mit Juckreiz, gastroenterologischen Symptomen, wie z. B. Übelkeit, Erbrechen, Blutungen, neurologischen, kardiologischen und pneumologischen Störungen

Vaskulitis Gefäßentzündung

Vasookklusion Gefäßverschluss

Vitium Herzklappenfehler

X-chromosomaler Erbgang Das mutierte Gen, das für die Krankheit verantwortlich ist (z. B. Hämophilie A) ist auf dem X-Chromosom lokalisiert (Geschlechtschromosom). Bei der Hämophilie handelt es sich um eine rezessive Mutation, d. h. dass Frauen, die 2 X-Chromosomen besitzen, Überträgerinnen (ein X-chromosomales Allel mutiert, das andere nichtmutiert), gesund (kein mutiertes Allel) oder krank sind (beide X-chromosomale Allele mutiert). Männer, die nur ein X-Chromosom (und ein Y-Chromosom) haben, sind entweder krank (das auf dem X-Chromosom lokalisierte Gen ist mutiert) oder gesund (das auf dem X-Chromosom lokalisierte Gen ist nicht mutiert). Heterozygote Frauen (Überträgerinnen) geben das mutierte Gen mit einer Wahrscheinlichkeit von 50 % an ihre Töchter weiter, die Überträgerinnen (und nicht krank) werden, oder mit einer Wahrscheinlichkeit von 50 % an ihre Söhne weiter, die erkranken

Zellulitis Entzündung des Unterhautgewebes

Zirkumzision Beschneidung der Vorhaut

Zöliakie Einheimische Sprue, Glutenunverträglichkeit

Zytokine Proteine, die das Wachstum und die Differenzierung von Zellen regulieren

Zytoreduktion Verminderung von (z. B. bösartigen) Zellen

Stichwortverzeichnis

A

B

C

D

E

N

P

R

S

T

V

W

X

Z